跟师随笔

周绍华临床经验实录

主　审　周绍华

主　编　郭春莉　黄小容

中国健康传媒集团

中国医药科技出版社

内 容 提 要

　　周绍华教授为首都国医名师，对神经系统疾病有着丰富的临床经验。本书为多年跟随周绍华教授学习的弟子对老师经验的随笔心得，分为专病论治、遣方拾萃、用药特点 3 个部分，全面反映了周绍华教授的学术见解、临床思辨特点和用药经验。全书内容丰富，理法方药俱全，适合中医工作者阅读参考。

图书在版编目（CIP）数据

跟师随笔：周绍华临床经验实录 / 郭春莉，黄小容主编 . — 北京：中国医药科技出版社，2024. 8.

ISBN 978-7-5214-4801-6

Ⅰ . R249.7

中国国家版本馆 CIP 数据核字第 2024U3B018 号

美术编辑　　陈君杞
版式设计　　也　在

出版　**中国健康传媒集团** | 中国医药科技出版社
地址　北京市海淀区文慧园北路甲 22 号
邮编　100082
电话　发行：010-62227427　邮购：010-62236938
网址　www.cmstp.com
规格　710×1000mm $^1/_{16}$
印张　9 $^3/_4$
字数　165 千字
版次　2024 年 8 月第 1 版
印次　2024 年 8 月第 1 次印刷
印刷　河北环京美印刷有限公司
经销　全国各地新华书店
书号　ISBN 978-7-5214-4801-6
定价　**36.00 元**

获取新书信息、投稿、为图书纠错，请扫码联系我们。

本书编委会

主　审　周绍华

主　编　郭春莉　黄小容

副主编　梁　晓　刘晓萌

编　委　（按姓氏笔画排序）

　　　　宁　侠　司　维

　　　　刘　洋　周　波

　　　　洪　霞　徐榛敏

　　　　缴秀珍

前　言

　　总结名老中医学术思想和临证经验是中医学术传承和发展的重要组成部分，是提高中医学术水平和临床疗效的重要途径。

　　周绍华教授是首都国医名师，中国中医科学院脑病科学术带头人，中国中医科学院荣誉首席研究员，中国中医科学院学术委员会委员，中国中医科学院西苑医院专家委员会委员，中央保健局会诊专家，享受国务院政府特殊津贴，全国第二批、第三批、第七批老中医药专家学术经验继承工作指导老师，第四批、第六批北京市级中医药专家学术经验继承工作指导老师，北京市第一届高级西学中研修班指导老师，京津冀名老中医药指导老师。周绍华教授对神经系统常见病、疑难病的治疗有着丰富的临床经验，先后研制出治疗脑血管病新药脑血康口服液、秦归活络口服液，治疗神经症新药解郁安神冲剂和安神胶囊，以及西苑医院院内制剂郁舒颗粒。著有《神经系统常见疾病中医诊疗》《神经系统疾病中医诊治精要》等。

　　本书为多年跟随周绍华教授学习的弟子对老师经验的随笔心得。每位编者本着严谨细致的治学作风，在周绍华教授的指导下，对其经验进行了认真整理，做到经验分析符合中医理论，临床应用明确合理，医案资料真实可靠，疗效评价实事求是。每个疾病有周绍华教授的特色经验，经验处方有方解分析，有临床加减，同时有临床应用的具体案例介绍。可谓有方有法，有理有据，既有理论分析，又有临床应用。本书反映了周绍华教授的学术见解、临床思辨特点和用药经验。这些经验绝大多数是名老中医在长期的临床实践中精心思考，反复验证，总结创新的经验。此外还有一些是周绍华教授临床应用古方或经典名方的经验体会及拓展应用心得。

在本书付梓之际，我们谨对殚精竭虑为中医药事业发展无私奉献的周绍华教授表示崇高的敬意，也对参与本书编写和审核的各位同仁表示衷心的感谢。由于编者水平所限，书中难免存在疏漏之处，恳请读者指正。

编者

2023 年 10 月

目录

第一章　专病论治 1

第二章　遣方拾萃·····························107

第三章　用药特点·····························133

第一章

专病论治

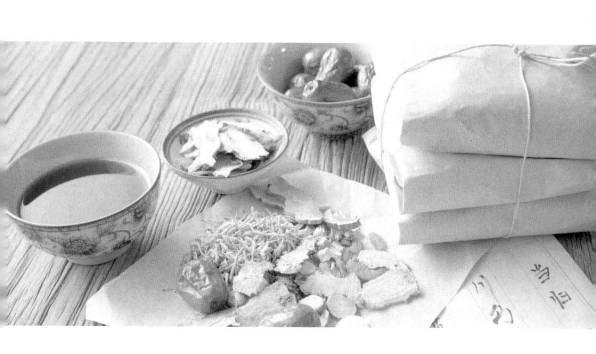

第一节

"活血化瘀、破血散结"理论治疗高血压脑出血

高血压脑出血是全球范围内高致残和致死的疾病之一，脑出血住院患者数量逐年递增，且发病年龄也有所提前。中医学认为本病的发病原因主要由于精血亏耗，肝肾阴虚，肝阳偏亢，引动肝风，肝风夹痰上扰，血随气逆菀于上，以及痰浊闭阻经络，蒙蔽清窍，心神无主，而出现猝然昏仆、舌强语謇、半身不遂等症。发病之时，风、火、痰浊，阳气被邪闭，甚至外脱，如不及时救治，常致死亡。同时，年高气衰，情绪激动，形体肥胖，痰浊湿盛，过食肥甘，饮酒过度等，也是形成上述病理变化的因素。

周绍华教授善于应用水蛭治疗高血压性脑出血，动物试验表明可改善患者脑供氧状况，具有增强吞噬细胞功能及减少结缔组织增生作用，有利于血肿吸收。动物实验还证明水蛭可加速纤维蛋白溶解，从而达到改善脑循环和脑缺氧的目的，可抑制 ADP 诱导家兔血小板聚集，有利于血肿吸收。同时，水蛭还具有降压作用，可以有效防止再出血。"脑血康口服液治疗高血压性脑出血临床与实验研究"曾获 1996 年度国家中医药管理局中医药科技进步三等奖。脑血康口服液也是国内第一个治疗脑出血的中成药。

周绍华在历代医家的基础之上，结合自身的临证经验，在脑出血病因病机方面，认为脑出血是因为各种因素导致血不循经，出血性中风之后局部血肿积存于脑内，离经之血即成为瘀血。因此在治疗脑出血的过程中除镇肝息风、清热化痰、通腑泄热、醒脑开窍等治疗外，结合临床实际情况，在除外急性消化道出血、蛛网膜下隙出血活动期等情况下，应用破血逐瘀。正所谓瘀血不去，新血不生。因此多以祛瘀生新作为立法原则，在处方中熟练应用虫类药物破血逐瘀。其中，在脑出血急性期应用水蛭是周绍华经验特色之一，可破瘀血而不伤新血。应用水蛭治疗脑出血急性期，治疗前后出凝血时间未发生改变，未增

加出血风险，且可促进血肿吸收，促进神经功能的恢复，从而减少病残率，降低死亡率。同时也改善全身血瘀症状，克服了常规应用脱水剂造成的血容量下降，血液黏稠度升高的缺点。本药又可化瘀而止血，改善血液循环，防止再出血，兼顾降压作用有利于病情恢复。

案一：王某，男，68岁，主因"左手麻木半月余"就诊。患者半月前患脑出血，症见：左侧肢体麻木，寒冷时麻木加重，时有疼痛难忍，时有肢体抽搐，无言语不利，无痰，二便正常。舌淡红，苔薄白，脉细。既往有高血压病史。西医诊断：脑出血，中医诊断：中风（中经络）。证属气虚血瘀，兼血不荣筋，治以益气活血，温经止痛，兼以养血荣筋，息风止抽。方选补阳还五汤、黄芪桂枝五物汤合止痉散加减。

处方：炙黄芪30g，嫩桂枝10g，全当归12g，京赤芍12g，川芎10g，桃仁10g，草红花10g，地龙12g，乌蛇肉10g，川羌活12g，片姜黄12g，制乳香6g，制没药6g，水红花子10g，桑枝10g，水蛭3g，全蝎2g，蜈蚣3条。嘱患者饭后服用该方，以防乳香、没药影响消化功能。

二诊：上方服用14剂后，左手麻木好转，仍时有疼痛，胃部不适，上方去掉乳香、没药，再服14剂，患者疼痛减轻，左侧手指麻木亦继续好转，胃部不适缓解。

按：本案患者为脑出血患者，患者气血亏虚，气虚血行不畅致血瘀，瘀血阻络致半身麻木；患者麻木、疼痛症状遇寒加重，故属阳气不足，不能推动血行，血不荣筋，故肢体麻木、肢体疼痛；舌淡红，苔薄白，脉细为气虚有瘀之象。故治以益气活血，温阳通络，兼以养血荣筋，息风止抽，以补阳还五汤加黄芪桂枝五物汤加止痉散为主，加用乌蛇肉祛风通络，止抽定惊，桑枝偏于走四肢，温经止痛，乳香、没药温经活血止痛，水蛭活血止血而不留瘀血。其中乳香、没药有碍胃的副作用，故嘱患者饭后服用该方。二诊时患者左手麻木好转，仍时有疼痛，周绍华教授考虑患者饭后服用上方仍存在胃部不适，纳呆，故去乳香、没药，胃部不适缓解。

案二：李某某，男，62岁。主因"头晕1个月余"就诊。患者1个月前无明显诱因出现头晕头痛，肢体麻木无力，头颅CT：颞叶脑出血，给予改善循环、脱水等药物治疗后，肢体麻木无力有所改善，现仍有头晕头痛，情绪急躁。舌红，苔薄白，脉沉弦。西医诊断：脑出血恢复期。中医诊断：出血性中风，证属肝肾阴虚，风阳上扰，瘀血阻络。治以天麻钩藤饮加四物汤加减化裁。

处方：天麻10g，钩藤20g，石决明30g，盐杜仲12g，川牛膝15g，黄芩12g，茯神30g，生地黄30g，当归12g，川芎12g，赤芍12g，菊花12g，夏枯草10g，水蛭3g。

二诊：服用上方14剂，患者头晕头痛好转，情绪较前好转。

按： 患者老年男性，肾水耗竭，无以涵养肝木，加之肝血不足，肝风上亢，上扰清空，发为头晕，肝风上亢，瘀血阻络，结合舌红、苔薄黄、脉弦，辨证为肝风上扰，瘀血阻络。治以平肝息风，养血活血，方用天麻钩藤饮加四物汤加减化裁。患者脑出血后引起的头晕，且患者焦虑情绪明显，故头晕的原因为焦虑状态和脑出血两方面原因引起的头晕，故加菊花、夏枯草清肝明目，周绍华教授常加用水蛭破血逐瘀，正所谓瘀血不去，新血不生。

（郭春莉）

第二节
缺血性中风的遣方用药原则

缺血性中风是脑部血液供应障碍，缺血、缺氧引起的局限性脑组织缺血性坏死或脑软化。根据脑卒中的临床表现，在中医中属于"中风病"的范畴。

周绍华教授认为本病由于情志所伤，生活起居失宜，使人体阴阳平衡失调，以致气血亏虚，气滞血瘀，闭阻经络，发为本病；或由于饮食不节，劳倦内伤，脾失健运，湿聚生痰，痰郁化热，肝风夹痰上扰，流窜经络而突然发病；或由于老年人肾阴不足，肝失所养，肝阴不足，则肝阳上亢，血菀于上，发为本病。

总之，风（肝风）、火（肝火、心火）、痰（湿痰、风痰）、气（气虚、气厥）、血（血虚、血瘀）互相影响，在一定条件下（包括情绪激动）突然发病，是本病的常见因素。在施治的具体遣方用药上，有些原则和治疗的用药问题，处理的得当与否对疗效关系甚大。根据周绍华教授多年实践，谈谈体会，旨在抛砖引玉，以飨于同道。

一、关于开窍

本病其病在里，内中脏腑，无论病机如何但最终是清窍被壅闭而发病，周绍华教授认为在救治过程中开窍是使病机逆转最关键的一步。所以周绍华教授在临床上只要存在意识障碍，必先开窍，除选石菖蒲、郁金等开窍之品外，意识障碍加体外牛黄 0.1g、麝香 0.3g、冰片 1g，冲服，丸药可用牛黄清心丸，痰湿较重用局方至宝丹，高热用安宫牛黄丸。阴闭者必温开，给予苏合香丸，每日一至二丸。临床体会，无论属于何种类型之闭证证之无误，昏迷与否，均当应用此法，使闭窍者其窍早开，未闭者防患于未然。临床表明，开窍法用的早，病人神志易清醒，利于康复，所以本法至关重要。另外，周绍华教授认为通腑和开窍密不可分，临床表明，病人常随着腑气得通而神志转清。腑气得通犹如釜底抽薪，使气血转引而下，脑窍得开。但此类病人无法消化道给药，为此常采用中药灌肠的方法，使腑气得通而达到治疗的目的，所遣药物以大承气汤为基础。即使是正气虚者，只要具有大便秘结或无大便，用此法从直肠给药均无损于正气而有利于病情好转。

二、关于化痰

周绍华教授特别重视"痰"在脑梗死中的作用，倡导"百病从痰治"的理论。即使发病前没有痰，病后由于病人处于昏迷状态，气机骤然失调，津液代谢障碍，体内迅速有痰浊生成，成为病理产物，进一步阻碍气机，闭塞清窍，使病情进一步加重。痰浊产生后可随风阳妄动，随气血上逆，蒙闭清窍产生神志不清、言语不利等症；也可横窜经络，致使经络闭阻而出现半身不遂、口眼歪斜等症状；脾主运化，痰热若阻滞中焦，则运化失调，升降受阻，清阳不升，浊阴不降故造成头晕、便秘等症。在此理论的基础上，周绍华教授采用温胆汤加减化裁治疗痰热闭阻型中风病取得了较好的疗效。痰有化热之趋势，因此当加用清热化痰之量，周绍华教授常用胆南星、天竺黄、黄芩、全瓜蒌。

三、关于养阴

从发病过程看，脑血管病急性期多经历应用脱水药，或因发热耗伤阴液，导致阴虚为本。从发病年龄看，中风多发于中老年人。《素问·阴阳应象大论》曰："年四十，而阴气自半也。"这里的"阴气自半"指的是肾精不足。由于其精气自衰，肾藏精、肝藏血，"精血同源"，肝肾阴虚，以致肝阳上亢。加之老年患者多有高血压、糖尿病、动脉粥样硬化等慢性虚劳病史，这些疾病的病理基础多为阴虚，"久病及肾"，更使肝肾阴液暗耗，阴虚更甚。

关于脑血管病的阴虚证，周绍华教授善用一贯煎加减化裁，疗效甚好。一贯煎为清代名医魏玉璜创制，历代医家多以其治疗肝郁阴虚之肝胆、脾胃病。方中重用生地黄为君，滋阴养血，补益肝肾，北沙参、麦冬、当归、枸杞子为臣，益阴养血柔肝，育阴涵阳。因本病患者多不兼见肝气不舒之胃脘痛或胁痛，故舍疏肝理气之川楝子，另加川芎、赤芍养血活血，化瘀通络，又以石菖蒲豁痰开窍，诸药合用，滋阴养血，气旺血行，瘀去络通，则肝肾阴虚，痰瘀互结之久病中风得以缓解。对于脑血管病阴虚而阳亢症状不突出者，可以天麻钩藤饮、镇肝息风汤、一贯煎加减化裁，临床可取得很好的疗效。

四、关于祛风

历代医家对于中风的论述较多，唐宋以前主要以"外风"学说为主，多以"内虚邪中"立论，治疗上多采用扶助正气、疏风祛邪的方药。唐宋以后，突出以"内风"立论。周绍华教授取古代医家之精华，采自己多年之经验，提出中风的发生乃"外风引动内风"之理论，为脉络空虚风邪入中，闭阻经脉，故在中风病的治疗中，周绍华教授常选用大秦艽汤加减治疗，以养血活血，祛风通络。在治疗中风的处方中，除用养血活血的药物外，加用了祛除外风的药物。方中以秦艽为君，祛风而通行经络；羌活、独活、防风、白芷、细辛，均为辛温之品，能祛风散邪，俱为臣药。另外肢体运动障碍，与血虚不能养筋有关，且风药多燥，故配以当归、白芍、熟地黄养血柔筋，使祛风而不伤津；复用川芎和归、芍相协，使之活血通络。又气能生血，故用白术、茯苓益气健脾，以助生化之源。至于黄芩、石膏、生地黄凉血清热，是为风邪化热而设。为佐药。另以甘草调和诸药为使。共行祛风清热、养血活血之效。周绍华教授以此理论及大量的临床观察为依据，研制出治疗脑血管病的新药"秦归活络口服液"，并对 305 例中医辨证属中经络风热痹阻经络证候的急性脑梗死患者进行临床观察，通过动物实验探讨其机制。采用中风病计分方法评定急性脑梗死属中风中经络患者神经体征与中医证候的变化。结果显示：治疗组和对照组临床总显效率治疗组优于对照组。实验表明：该药可减轻急性脑缺血动物模型脑组织的损伤；抑制病灶毛细血管通透性增加脑血流量、抑制血小板聚集、改善微循环、防止体内血栓形成并阻止血栓的进一步扩大。1997 年"秦归活络口服液治疗中风病的临床和试验研究"获国家中医药管理局中医药科学技术进步三等奖，且该药已正式生产，为中风患者带来了福音。

另外，外风引动内风，偏于风寒重者，症见突然口眼歪斜，眼睑闭合不全，半身不遂，肢体麻木疼痛，言謇语涩，头痛、舌淡红，苔薄白，脉浮紧。周绍华教授善用小续命汤加减化裁，并认为该方不仅适用于上述疾病的急性期，也适用于恢复期和后遗症期。小续命汤出自《备急千金要方》，证属正气内虚，风邪外袭所致。正如《成方便读》所说："此方所治之不省人事，神气溃乱者，乃邪气骤加，正气不守之象。"故治宜祛风扶正。方中麻黄、防风、杏仁、生姜开表泄闭，疏通经络而驱风邪外出，人参、甘草、附子、桂心益气温阳以扶正，川芎、芍药调气血，有助正气恢复；并取苦寒之黄芩，一以清泄风邪外遏、里气不宣所产生之郁热，一以缓方中诸药之过于温燥；共奏祛风扶正、温经通络之功。

五、关于养血活血

周绍华教授辨证和辨病相结合，认为脑梗死的血虚、血瘀贯穿始终，善用四物汤类方加减化裁，四物汤由熟地黄、当归、白芍、川芎组成。出自《太平惠民合剂局方》，该方以熟地黄为君，甘温味厚，而质柔润，长于滋阴养血；当归为臣，补血养肝，和血调经；佐以白芍养血柔肝和营，酸甘化阴起缓急止痛的作用；川芎入肝经，活血行气，调畅气血，其秉升散之性，能上行头目，为治头痛之要药。此方配伍补血而不滞血，和血而不伤血。周绍华教授常常加用其他益气养血、祛风通络的药物，广泛地应用于治疗中风病。

六、验案精选

案一：于某，男性，66岁，主因"左侧肢体活动不利3天"就诊，症见左侧肢体半身不遂，上肢瘫痪重于下肢，言语不清，口角流涎，心烦急躁，左侧肢体麻木，夜眠不佳，五心烦热，二便调。舌红，苔薄黄，脉沉细。西医诊断：急性脑梗死（右侧丘脑）。中医诊断：中风（中经络），证属脉络空虚，风热瘀阻，治以养血活血，清热通络，方用大秦艽汤加减。

处方：秦艽 10g，当归尾 12g，赤白芍各 12g，生地黄 30g，川芎 10g 桑枝 30g，羌活 12g，川牛膝 15g，黄芩 12g，生石膏 20g，广地龙 12g，天麻 10g，竹茹 10g，威灵仙 10g，茯神 30g，远志 6g。

上方服用 14 剂后，左侧肢体活动不利好转，言语较前流利，口角流涎消失。

按：患者老年男性，气血亏虚，化源不足，感受外邪，外风引动内风，筋络失养，故肢体活动不利；夹风夹痰上扰清窍则舌强语謇；患者平素思虑过度，伤心伤血，心血不足，加之此次卒中后情绪急躁，故心烦、失眠、舌红、苔薄黄、脉沉细为气血亏虚，风热瘀阻之象。治以养血活血、清热通络。故选用大秦艽汤，该方为治疗肝肾不足，气血失调，且夹杂痰热实证的经典方剂，针对虚实夹杂的中风病。本例患者肢体瘫痪，上肢重于下肢，周绍华教授在方中加用威灵仙，该药辛散温通，性猛急，善走窜，由表入里，宣通十二经络，以达祛风除湿、通络止痛之功。其辛散走窜之性烈，善通经络。因此，威灵仙是周绍华教授治疗中风半身不遂时的常用中药。且威灵仙具有引药走下肢的特性，周绍华教授将威灵仙与活血通络药合用，威灵仙可引诸药达下肢。

案二：张某，女性，70 岁，因"意识障碍 2 天"就诊。患者于 2 天前晨起，家人发现患者昏睡，呼之不应，速来我院急诊就诊。症见患者肥胖，神识不清，面红目赤，发热，大便秘结，小便失禁，舌质红，舌苔黄燥少津，脉滑数。既往患高血压病 20 年。西医诊断：急性脑梗死，中医诊断：中风（中脏腑）。证属痰热腑实，阴液耗伤，治以化痰开窍、通腑泄热，方选温胆汤合增液承气汤加减。

处方：法半夏 10g，橘红 10g，茯苓 15g，生甘草 6g，枳实 12g，竹茹 10g，厚朴 12g，大黄 6g，生地黄 30g，麦冬 12g，玄参 10g，玄明粉 10g，石菖蒲 10g，郁金 10g，胆南星 10g。

二诊：上方服用 7 剂后，患者意识清醒，面色红，仍有低热，未诉口干，大便 1~2 日一行，小便调。舌质红，舌苔薄黄少津，脉滑数。证属阴虚夹痰，治以滋阴清热、化痰通腑，方选一贯煎加增液承气汤加减化裁。

处方：生地黄 30g，麦冬 12g，玄参 10g，枸杞子 10g，当归 20g，石菖蒲 10g，郁金 10g，胆南星 10g，丹皮 10g，枳实 12g，竹茹 10g，厚朴 12g，大黄 6g。

再予 14 剂，患者自觉诸症悉减。

按：患者素体肥胖，嗜食肥甘，痰湿内蕴，痰浊日久化热，痰热互结，壅滞血脉，上蒙清窍而成中风。内风动越则夹痰夹火窜扰经络，痰热阻滞即可使气机运化失司而成腑实，进而影响气血的运行布达。气血逆乱，夹痰火上蒙清窍故意识不清；风火痰热之邪内闭经络故面赤、发热。舌质红，舌苔薄黄少津，脉滑数为痰热腑实，阴液耗伤之象。故治以滋阴通腑泄热，化痰开窍。选用温胆汤合增液承气汤加减。复诊患者症状好转，根据急则治其标，缓则治其本的治疗原则，患者诸症已有缓解，后以阴虚内热为主，而阳亢不明显，故以一贯煎加增液承气汤加减化裁。本例患者，初诊及复诊均使用大黄，周绍华教授认为，脑血管病急性期，患者常表现为实热证，可见高热、神昏、口臭、便秘。根据急则治其标的原则，予以通腑泄热，随着大便的通畅，意识状态也见好转。而现代药理研究也证明大黄具有降低颅内压的作用，应用大黄在伴有意识障碍的脑血管病中收到了较好的效果。

（郭春莉）

第三节
病证结合治疗眩晕经验

眩晕是一个以核心症状命名的疾病，历代文献中有关该症状的相关病名记述众多，如"掉眩""头眩""眩冒""风眩""眩运"等。"眩晕"病名正式见于中医典籍据考为宋代陈言的《三因极一病证方论·眩晕证治》，渐被后世医家以此命名一直沿用至今。周绍华教授临证强调病证结合，指出明确概念是临床诊治的前提，尤其是缺乏足够的组织病理学、影像学、生理学或其他方面的诊断依据，且各综合征之间存在许多临床特征和生物学标志物重叠的、高度依赖症状学诊断的疾病。对于眩晕主张采用巴拉尼协会2009年发布的前庭症状国际分类（ICVD）中对前庭症状的规范描述：

眩晕：没有自身运动时感到自身运动的感觉或是在正常头部运动时感到扭曲的自身运动感。

头晕：空间定向能力受损或功能失调的感觉，没有运动的虚假或扭曲的感觉。

姿势性症状：与维持姿势稳定有关的平衡症状，仅见于直立位。

前庭—视觉症状：由前庭病变或视觉与前庭系统相互作用所引起的视觉症状。

一、眩晕的诊疗思路

历代医家通过长期的临床实践逐渐完善了眩晕病证的发病规律和辨证要点，刘河间的"无风不做眩"、朱丹溪的"无痰不做眩"、张景岳的"无虚不做眩"被称为"三不做眩"学说，是对眩晕病机的纲领性概括。清代陈修园从疾病发展的角度对上述病机重新归纳阐述："其言虚者，言其病根，其言实者，言其病象，理本一贯"，再加上虞抟的"血瘀致眩"，眩晕病的病机得到了丰富和发展。

周绍华教授吸纳前人病机制论，认为眩晕病病性属本虚标实，其中标实多为风、火、痰、瘀，本虚多在肝、脾、肾三脏，临证时结合患者症状，四诊合参，分证论治，善活用古方，同时，根据西医急性前庭综合征、发作性前庭综合征、慢性前庭综合征分类，结合已明确的西医特定疾病的生理病理特征，加减用药。

二、基于四诊合参的辨证选方经验

（一）实证

1.肝火上扰

症见头晕胀痛，耳鸣耳聋，急躁易怒，失眠多梦，面红目赤，口苦咽干，便干尿赤，舌红苔黄，脉弦数。治以清肝泻火。常选方剂为羚角钩藤汤（《通俗伤寒论》）或龙胆泻肝汤（《医方集解》），其中，羚角钩藤汤长于凉肝息风，增液舒筋，止痉力较强，龙胆泻肝汤长于清泻肝火，利水渗湿。若腹泻大便不成形者，则改用温胆汤（《三因极一病证方论》）加夏枯草、黄芩、菊花化痰泄热。若目赤肿痛者，可加桑叶、菊花疏风清热。若大便秘结者，可加生大黄、玄明粉通腑泄热。若胁痛口苦者，可加枳壳、茵陈利胆除湿。若痰多色黄者，可加胆南星、川贝母清热化痰。

2.痰浊蒙窍

症见头晕重痛，多寐倦怠，胸脘痞闷，食少纳呆，晨起痰涎，舌胖苔腻，脉滑。治以燥湿祛痰，健脾和胃。常选方剂为半夏白术天麻汤（《医学心悟》）加钩藤。若眩晕重者，可加僵蚕、胆南星加强化痰息风之效，若水湿明显，可合用苓桂术甘汤（《伤寒论》）温阳利水。若呕吐频繁者，可加生姜或灶心土煎汤取上清煎药温中止呕。若脘闷不食者，加白豆蔻、砂仁化湿醒脾。若耳鸣重听者，加蔓荆子、石菖蒲、细辛通阳开窍。若兼气虚者，可加党参、黄芪补气，葛根升阳，若兼血虚者，可加当归、丹参补血。

3. 瘀血内停

症见头晕刺痛，失眠健忘，精神不振，心悸胸痛，口唇紫暗，舌有瘀斑，脉涩或结代。治以祛瘀生新，行血清窍。常选方剂为通窍活血汤（《医林改错》）。周绍华教授认为久病眩晕之人，无论血瘀之象是否明显，均可加用桃红四物汤（《医宗金鉴》）养血活血。若气虚致瘀者，可加生黄芪补气行血。若阳虚致瘀者，可加桂枝温经活血。若疼痛明显者，可加乳香、没药散瘀定痛，但对胃肠道有一定刺激，用量宜小，建议饭后服药。

（二）虚证

1. 气血亏虚

症见头晕目眩，劳则加重，神疲倦怠，语声低微，面色少华，心悸气短，失眠多梦，食欲减退，大便溏稀，舌淡体胖，有齿痕，苔薄白，脉细弱。治以补益气血，健运脾胃。常选方剂为八珍汤（《正体类要》）、人参养荣汤（《太平惠民和剂局方》）、十全大补汤（《太平惠民和剂局方》）。若失眠、心悸、健忘明显者，可改用归脾汤（《济生方》）益气补血、健脾养心。若气虚下陷明显者可改用益气聪明汤（《东垣十书》）合桃红四物汤（《医宗金鉴》），益气升阳，养血活血。

2. 阴虚阳亢

症见头目眩晕，脑中热胀，面色潮红，视物昏花，腰膝酸软，五心烦热，急躁易怒，眠轻多梦，口咽干燥，大便偏干，舌红少苔，脉弦细数。治以滋肾养阴，平肝潜阳。常选方剂为镇肝息风汤（《医学衷中参西录》）、天麻钩藤饮（《杂病证治新义》）。若阳亢重者，可加珍珠母、石决明平肝潜阳。若阴虚重者，可加鳖甲、熟地黄、山茱萸滋补肾阴，注意加用砂仁防止滋腻碍胃。若热重者，可加胡黄连、竹叶柴胡、青蒿清退虚热，加夏枯草、黄芩、牡丹皮、龙胆草清肝泄热。

3. 肾精不足

症见眩晕健忘，遗精耳鸣，眠轻易醒，健忘脱发，月经不调。偏阴虚者，五心烦热，舌红少苔，脉细数；偏阳虚者，畏寒肢冷，夜尿频繁，舌淡苔滑，脉沉细。治以补益肾精，充养脑髓。偏阴虚者，宜滋阴清热，常选方剂为左归丸（《景岳全书》），可加用知母、黄柏、丹参以清内生虚热。偏阳虚者，宜补肾助阳，常选方剂为右归丸（《景岳全书》），可加巴戟天、肉苁蓉、仙茅、仙灵脾增强温肾之力。若遗尿尿频者，可加人参、炙麻黄、桑螵蛸、益智仁益气固涩。若遗精者，可加芡实、三才封髓丹（《卫生宝鉴》）健脾益肾固精。若视物昏花明显者，可加菊花、枸杞子养肝明目。

三、基于病理生理的辨病加减用药经验

（一）急性前庭综合征

1. 前庭神经炎

因一侧或单侧前庭神经急性损害，临床表现为急性、持续性眩晕伴恶心、呕吐，易向患侧倾倒等症，目前西医指南推荐早期使用类固醇激素联合前庭抑制剂治疗，同时配合前庭康复训练。周绍华教授建议中医治疗可参考 BELL 麻痹，在辨证基础上加用防风、荆芥发散外风，加用麻黄祛风的同时能利水消肿，改善神经水肿，加用黄芩、菊花走少阳，清肝胆实火，加用白僵蚕、全蝎、蜈蚣搜风通络。

2. 后循环梗死

头晕就诊患者有 3%~4% 被确诊为缺血性中风。小脑小结、前庭神经核、小脑绒球、前庭蜗神经走行部位的小梗死灶可表现为孤立性眩晕，初诊影像学容易漏诊，头脉冲—眼震—眼偏斜检查对识别中枢性和外周性眩晕的敏感度和特异度高于早期 MRI。周绍华教授建议中医治疗参考缺血性脑卒中，重视痰在卒中发病中的作用，在辨证基础上加菖蒲郁金汤（《温病全书》）清热化痰、醒神开窍。若神志不清，苔白湿重者，改为苏合香丸（《太平惠民和剂局方》）辛温开窍。苔黄热重者，改为至宝丹（《太平惠民和剂局方》）辛凉开窍。肢体瘫痪者，加羌活通上肢、加威灵仙通下肢、加桑枝通四肢。

3. 伴眩晕的突发性聋

耳聋发生和眩晕发作的时间相差不超过 24 小时，眩晕症状较重，目前比

较公认的病因为膜迷路积水、毛细胞损伤、内耳血管痉挛、血栓栓塞，治疗听力下降是迫切的任务，早期建议采用类固醇激素联合血液流变学治疗，同时配合前庭康复训练。周绍华教授认为突发耳聋急性期（3 周内）中医治疗效果较好，总体思路是益气通窍、养血活血，可根据患者具体情况选用通窍活血汤（《医林改错》）加细辛等温通药，或者益气聪明汤（《东垣十书》）加桃红四物汤（《医宗金鉴》），或者桃红四物汤（《医宗金鉴》）加党参、黄芪等补气药。

（二）发作性前庭综合征

1. 良性阵发性位置性眩晕

本病为发病率最高的前庭疾病，因椭圆囊斑中的碳酸钙颗粒脱落并进入半规管导致。周绍华教授认为手法复位是治疗的根本，复位后可用益气聪明汤（《东垣十书》）合桃红四物汤（《医宗金鉴》）巩固疗效，患者常主诉颈项部胀闷不适，可加用葛根通经活络。

2. 梅尼埃病

病因为膜迷路积水，发作性眩晕多伴有恶心、呕吐等自主神经功能紊乱合走路不稳等平衡功能障碍，并可有耳鸣或耳闷胀感。西医发作期多为对症支持治疗，间歇期可用倍他司汀改善内耳供血和利尿剂减轻淋巴积水。周绍华教授认为针对积水可以从温阳利水的角度入手，方选苓桂术甘汤（《伤寒论》），同时合用桃红四物汤（《医宗金鉴》）养血活血改善局部微循环。

3. 前庭性偏头痛

为眩晕和偏头痛共存的良性复发性眩晕，发作持续时间一般不超过 72 小时，前庭功能正常，发病机制不明，可能与三叉神经血管功能障碍有关。发作期用曲坦类药物和对症支持治疗，缓解期预防性使用钙离子拮抗剂、β受体阻滞剂、抗癫痫药物治疗。周绍华教授建议中医治疗可参考三叉神经痛，时发时止，有风的特性，加荆芥、防风、蔓荆子、桑叶、薄荷、菊花，寒热并用，发散外风，同时加桃红四物汤（《医宗金鉴》）活血养血，痛甚者，可加全蝎、蜈蚣息风定痛。

4. 前庭阵发症

表现为反复自发性眩晕，通常时间小于 1 分钟，与血管袢压迫前庭蜗神经诱发假性突触放电有关，小剂量卡马西平实验性治疗有效。周绍华教授认为病理性神经元放电中医治疗可从解痉的角度入手，在辨证的基础上，加用四物汤（《仙授理伤续断秘方》），重用白芍养血和血、柔筋止痉，同时加用全蝎、蜈蚣、地龙、僵蚕等虫类药息风止痉。

5. 后循环短暂性脑缺血发作

短时间内脑血流量减少引起的脑功能障碍，发作的持续时间短，恢复后不遗留后遗症。周绍华教授主张中西并重，未病先防，主张对 TIA（短暂性脑缺血发作）患者进行卒中风险评估，根据风险等级给予西医抗凝治疗的同时，在辨证的基础上，加用秦艽、防风、羌活、葛根等祛风药，血压不高、无肝阳上亢者，可加用益气活血方药，常选方为补阳还五汤（《医林改错》），肝阳上亢突出者，先柔肝平肝、活血通络，待肝阳平复后再益气活血。

（三）慢性前庭综合征

1. 持续性姿势－知觉性头晕

包括姿势性恐惧性眩晕（PPV）和慢性主观性头晕（CSD），属精神心理性头晕，西医治疗采用前庭康复训练配合心理治疗。周绍华教授建议中医治疗在辨证的基础上，可参考情志病，对于多思多虑者，多从心脾论治，可选用归脾汤（《济生方》）；对于情绪低落者，多从肝论治，可选用柴胡疏肝散（《景岳全书》）；烦躁易怒有化热倾向者，可选用丹栀逍遥散（《女科撮要》）；对于惊恐不安者，多从胆虚论治，可选用安神定志丸（《医学心悟》）。

2. 双侧前庭病

前庭感受器官受损导致前庭－脊髓反射通路受损，引起姿态失衡和步态不稳，在黑暗中加重，可出现行走时的振动幻视，伴有空间定向力障碍，可有海马结构和功能的改变，出现空间学习能力下降。疾病进展缓慢，原发性以前庭康复训练为主，继发性需针对原发病治疗。周绍华教授建议在辨证的基础上，加用益肾填精方药，常选方剂为五子衍宗丸（《摄生众妙方》），去车前子加益智仁、熟地黄、山茱萸增强补肾之力，同时加石菖蒲、郁金祛痰开窍。

3. 小脑退变性疾病

以躯体和肢体共济失调、眼球运动异常为主要症状的疾病，属于神经系统变性病，如多系统萎缩（小脑型），周绍华教授认为眩晕往往是这类疾病的早期表现，应尽快明确疾病诊断，中医治疗多从温补肾阳入手，常选方剂为右归丸（《景岳全书》），同时加用黄芪、葛根益气升阳，鹿角胶、紫河车、龟甲胶、阿胶等血肉有情之品补肾填精。

4. 后颅凹肿瘤

位于小脑天幕以下，枕骨大孔以上的肿瘤也是慢性前庭综合征的常见病因，随着肿瘤的压迫，呈现眩晕、头痛、听力下降、共济失调等多种症状。周绍华教授建议对于此类疾病，早期诊断，评估手术指征尤为重要，中医治疗可在辨证的基础上扶正的同时，加用三棱、莪术、皂角刺、贝母等具有破血涤痰、软坚散结功用的药物。

综上，眩晕病是临床常见病，病因复杂，诊断和治疗具有挑战性，除上述辨病和辨证相结合的诊治经验外，周教授指出所有眩晕病患者均可加用酸枣仁、柏子仁等安神药物。急性前庭综合征患者多伴有恐惧情绪，可加用安神定志丸（《医学心悟》）安神定惊。发作性和慢性前庭综合征患者多伴有焦虑和抑郁情绪，可加用合欢花、玫瑰花、代代花疏肝开郁。

（刘晓萌）

第四节
头痛的辨病辨证结合治疗经验

头痛是临床常见症状之一，国际头痛疾病分类第二版（ICHD-Ⅱ）将头痛疾患分为原发性头痛，继发性头痛，脑神经痛、中枢和原发性颜面痛及其他头痛3大组。因头痛是患者主观体验，周绍华教授尤其重视问诊，着重询问头痛起病时间，疼痛部位、性质、程度，发作频率和持续时间，诱发和缓解因素，伴随症状，既往用药史和疾病史，有助于做病因诊断，尤其对于突然发生的头痛、逐渐加重的头痛、伴有系统性病变征象的头痛、伴有神经系统局灶性症状或精神症状的头痛、50岁以后新发的头痛、妊娠或产后出现的头痛、癌症患者新发的头痛，需进一步完善检查，明确诊断，排除继发性头痛，以免延误病情。针对原发性头痛，周绍华教授在治疗上主张采用病证结合的模式，现将其病证结合选方用药经验简述如下。

一、头痛的辨证论治

中医对头痛的认识首载于《内经》，头为"诸阳之会"，五脏精华之血，六腑清阳之气皆上注于头，若气血充盈，阴阳升降如常，外无非时之感，焉有头痛之疾。周绍华教授认为，久病头痛，迁延难愈，多责之内伤。"脑为髓海"，主要依赖肝肾精血及脾胃运化水谷精微、输布气血以濡养，病性属本虚标实，本虚责之肝、脾、肾，标实责之风、火、湿、痰、瘀。

肝阳偏亢，风阳上扰，症见头部胀痛，眩晕耳鸣，急躁易怒，失眠多梦，面红口苦，舌红脉数，方选天麻钩藤饮（《杂病证治新义》）平肝息风、清热补阴，去桑寄生以防温肾助阳；若肝郁明显，头痛受情绪影响，可加用柴胡、香附、枳壳等疏肝理气之品，同时加用菊花、夏枯草、蔓荆子、防风清热升阳；

若肝阴亏虚，阴不含阳，虚阳上扰，舌红少苔，脉重按虚，可改用镇肝息风汤（《医学衷中参西录》）镇肝息风、滋养肝肾；若肾阴亏虚明显，伴耳鸣者可加用知柏地黄丸（《医宗金鉴》）滋阴降火，伴视物不清者可加用杞菊地黄丸（《医级》）滋肾养肝明目；若肝胆湿热，充斥三焦，以上焦头面症状为重者，可用龙胆泻肝汤（《医方集解》）清泻肝火、利水渗湿。

脾失健运，气虚明显者，症见头痛隐隐，遇劳加重，晨轻暮重，倦怠乏力，方选顺气和中汤（《证治准绳》）补气升阳，若兼心血虚明显，见心悸怔忡，多梦易惊，可改用归脾汤（《济生方》）或人参养荣汤（《太平惠民和剂局方》）益气补血、健脾养心。脾失健运，聚湿生痰，上蒙清窍，见头痛昏蒙，胸脘痞闷，纳呆呕恶，苔白腻，脉弦滑，方选半夏白术天麻汤（《医学心悟》）燥湿化痰、平肝息风；若苔黄腻，脉滑数，有郁久化热之象，则改为温胆汤（《三因极一病证方论》）清胆和胃、理气化痰，同时加用黄芩、夏枯草清肝泻火。

肾精亏虚，髓海不足，症见头痛而空，腰膝酸软，记忆力减退，遗精带下，脉弱无力，方选大补元煎（《景岳全书》）培补下元；若偏肾阳虚，症见畏寒肢冷，四肢不温，加用附子、肉桂温肾阳，暖下元，鹿角胶、菟丝子补肾阳、填精血；若偏肾阴虚，症见五心烦热，舌红少苔，加用龟甲胶育阴潜阳，知母、黄柏清泻相火，枸杞养肝明目；若健忘明显者，加用五子衍宗丸（《摄生众妙方》）补肾益脑。

久病头痛时发时止，来去突然，具有风之特性，与风邪密切相关，风邪夹时气、痰、瘀、热，或直犯清空，或循经上扰，致使经气壅遏不行，脑髓失其所养，为久病头痛的基本病机所在，故治疗时在上述脏腑辨证选方的基础上，加用荆芥、防风、细辛等发散风寒的药物，或桑叶、薄荷、菊花、蔓荆子等发散风热的药物，同时配合通窍活血汤（《医林改错》）或桃红四物汤（《医宗金鉴》）祛瘀通窍、养血活血，起到"治风先治血，血行风自灭"的作用。再根据头痛部位，结合经络辨证，强调引经药物的运用。颈项枕部疼痛，病位太阳经，加羌活、葛根；两侧颞部疼痛，病位少阳经，加柴胡、黄芩、菊花；面额眉间疼痛，病位阳明经，加白芷、知母；巅顶部位疼痛，病位厥阴经，加吴茱萸、藁本；疼痛剧烈者，偏寒者加细辛辛温通散，偏热者加羚羊角粉凉肝息风，可合用全蝎、蜈蚣通络止痛，乳香、没药散瘀定痛。

二、头痛的辨病用药

紧张性头痛为肌肉收缩性头痛,是慢性头痛中最常见的一种,双侧轻中度呈压迫性或紧束性非搏动性钝痛,一种为情绪因素引起,一种为颅周肌肉僵硬引起,多因生活不规律、烟酒过度、睡眠不足等加重症状。周绍华教授临证在上述辨证论治的基础上,见情绪抑郁者,责之于心肝,苔厚者加用柴胡、香附、郁金疏肝解郁;少苔者加用合欢花、玫瑰花、代代花等花类药物悦心安神;见多思多虑者,责之于心脾,合用归脾丸(《济生方》)益气健脾、养心安神;颈肩肌肉僵硬者,根据经络辨证,病位太阳经,加用葛根、羌活通经活络、胜湿止痛;见睡眠障碍者,加用酸枣仁、柏子仁、夜交藤、远志养心安神。

偏头痛为发作性血管性头痛,可有先兆症状,女性多于男性,呈搏动性钝痛,伴有恶心或呕吐、畏光和畏声。周绍华教授临证多在桃红四物汤(《医宗金鉴》)养血活血基础上,痛甚者,加水红花子、乳香、没药散瘀定痛;见恶心呕吐者,加姜半夏、炒白术、竹茹和胃止呕;见眼涩面赤者,加菊花、薄荷、桑叶清热疏风;见心悸怔忡、多虑担心者,合用安神定志丸(《医学心悟》)补心益智、镇怯安神。

丛集性头痛为三叉自主神经性头痛,男性多于女性,发作刻板,无先兆症状,重度、单侧眼周疼痛,伴同侧霍纳综合征等自主神经症状。治疗可参考三叉神经痛,在桃红四物汤(《医宗金鉴》)养血活血的基础上,加用全蝎、蜈蚣、地龙、僵蚕等虫类药通络止痛;疼痛遇寒加重者,苏叶、防风、荆芥、细辛、天麻、桂枝等疏风散寒、温经通络药使用比例增加;疼痛遇热加重者,蔓荆子、桑叶、菊花、薄荷、夏枯草、黄芩、栀子等疏散风热、清肝泻火药使用比例增加;同时疼痛剧烈者加用乳香、没药散瘀定痛,但需注意胃肠刺激,建议饭后服用。

经行头痛病为经前期紧张综合征的表现之一,多因雌激素代谢异常和精神压力引起,表现为经前1周左右或经期的单侧或双侧隐痛,可伴有恶心、呕吐、乳房胀痛、困倦乏力,病机为阴血下聚血海,血海由满而溢,上焦空虚,不荣则痛,或阴虚阳亢、痰浊瘀血随上亢肝阳上扰清窍,不通则痛,在桃红四物汤（《医宗金鉴》）养血活血的基础上，瘀血重者，合用通窍活血汤（《医林改错》）活血化瘀、通窍止痛；气血两虚者，合用八珍汤（《正体类要》）养血益气，通络止痛；阴虚阳亢者，合用杞菊地黄丸（《医级》）滋阴潜阳，平肝止痛；乳房胀痛明显者，加香附、川楝子、延胡索行气止痛；恶心呕吐者，加姜半夏、竹茹和胃止呕。

（刘晓萌）

第五节

"结合病机变化"中医治疗周围性面瘫

面神经炎也称特发性面神经麻痹或 Bell 麻痹，是最常见的面神经疾病，可能因茎乳孔内面神经非特异性炎症导致周围性面瘫。部分患者麻痹前一两日患侧耳后持续疼痛和乳突部压痛，主要表现为患侧面部表情肌瘫痪，额纹消失，不能皱额蹙眉，眼裂不能闭合或闭合不全，闭眼时眼球向上外方转动，显露白色巩膜，称为 Bell 征；鼻唇沟变浅、口角下垂，露齿时口角偏向健侧，口轮匝肌瘫痪，鼓气或吹口哨漏气，颊肌瘫痪，食物滞留于患侧齿颊间。

本病属于中医学"吊线风""口眼歪斜""面瘫""口僻"等病证范畴。其病因病机历代医家认为多因风寒或风热之邪侵袭面部，导致面部气血痹阻，肌肉纵缓不收，经脉失于濡养，日久脉络空虚。

周绍华教授认为，应按病程将本病分为急性期和恢复期或后遗症期，急性期为起病1周内，太阳外中于风，阳明内蓄痰浊，足太阳之脉起于目内眦，足阳明之脉夹口环唇，风痰循经阻于头面经络，则经隧不利，筋肉失养，不用而缓；无邪之处，气血运行通畅，筋肉相对而急，缓者为急者牵引，则口眼歪斜。此时风邪未去，虽有本虚，但仍以标实为主，故治疗本期应疏风通络；恢复期或后遗症期风邪已去或已入里侵及络脉，日久气血亏虚，气虚不能行血，以致脉络瘀阻，筋脉肌肉失于濡养，周老谓之"因虚致瘀"。故此时应以补气养血、活血通络为主，兼以祛风通络。且各期均可酌加虫类药以增强活血通络之功。

根据病因病机，周老将本病急性期辨证为风邪入中，恢复期辨证为气虚血瘀、血虚血瘀两型。

一、风邪入中

可见突然口眼歪斜，患侧面部表情动作消失，额纹消失，眼裂扩大，鼻唇沟变浅，口角下垂，流口水，可有耳酸疼痛，或外耳道疱疹，病侧流泪，面肌痉挛，舌淡苔薄白，脉弦紧。治以疏风通络，采用牵正散加味。若怕风怕凉加荆芥、紫苏叶、防风疏风散寒，加细辛、麻黄、桂枝温经通络；耳酸痛甚加红花、赤芍活血通络，兼有面肌痉挛加白芍养血柔肝止痉，加蜈蚣以增强搜风通络之功。

二、气虚血瘀

可见口眼歪斜，病侧额纹变浅或消失，眼裂扩大，鼻唇沟变浅，流口水，日久不愈，气短懒言，疲乏倦怠，舌质暗淡，苔薄白或薄黄，脉沉细。

治以补气活血，采用补阳还五汤加味。若倦怠乏力加党参或人参补中益气；兼有面肌痉挛加全蝎、蜈蚣通络止痉；面目麻木加天麻平肝潜阳、丹参养血活血；大便溏稀去桃仁；病久心烦加柴胡、郁金等解郁除烦。

三、血虚血瘀

可见口眼歪斜，病侧额纹变浅或消失，眼裂扩大，鼻唇沟变浅，流口水，日久不愈，面部麻木，痛温感觉减弱，舌质紫暗或有瘀点，苔薄白或薄黄，脉涩或弦紧。治以养血活血，采用桃红四物汤加味。兼有面肌痉挛加全蝎、蜈蚣通络止痉；食少纳呆加砂仁醒脾开胃；心烦急躁加莲子心、黄芩清热除烦。

案一：患者王某，男性，46 岁。主因左侧面瘫 3 天就诊。

患者体胖，3 天前受风寒后突然口眼歪斜，口角流涎，未系统治疗。现左侧口角下垂，流口水，左耳后酸痛，查体左侧面部表情动作消失，鼻唇沟变浅，额纹消失，眼裂扩大，闭合不全，舌淡苔薄白，脉弦紧。

西医诊断：面神经炎。中医诊断：口僻。证属风邪入中。方用牵正散加味。

处方：白附子 10g，白僵蚕 10g，全蝎 3g，蜈蚣 3 条，防风 10g，当归 12g，地龙 10g，荆芥 10g，细辛 3g，板蓝根 15g，车前子 15g，炙甘草 10g。

二诊：2012 年 3 月 29 日。服上方 2 周，左眼闭合较前有力，左耳后酸痛消失，流口水减轻，舌淡红苔薄黄，偶有乏力。拟以补阳还五汤加减，继服 2 周，诸症悉减。

按：《素问·玉机真脏论》云："春脉如弦……其气来实而强，此为太过。"患者素体肥胖，阳明内蓄痰浊，太阳外中于风，风邪引动内蓄之痰浊，风痰阻于头面经络，经髓不利，筋肉失养，则迟缓不用，故鼻唇沟变浅，口角下垂；无邪之处，气血运行通畅，筋肉相对而急，缓者为急者牵引，故口眼歪斜。风寒外袭头面，寒凝经脉，血脉不通，不通则痛，则左耳后酸痛，寒性收引，则脉弦紧。治以祛风化痰通络，投以牵正散加味。《医方考》云："中风，口眼歪斜，无他证者，此方主之。斯三物者，疗内生之风，治虚热之痰，得酒引之，能入经而正口眼。"方中白附子辛温燥烈，入阳明经而走头面，祛风化痰，并善治头面之风，为君药。全蝎、僵蚕均能祛风止痉，其中全蝎长于通络，僵蚕并有化痰作用，共为臣药。三药合用则风邪得散，痰浊得化，经络通畅，则口眼得以复正。

案二：患者钱某，男性，64 岁。主因右侧面瘫 1 个月就诊。

患者 1 个月前受风后出现右侧面部瘫痪，用大量激素、维生素治疗。现刷牙漏水，存食，大便干，气短乏力，急躁。查体右侧额纹浅，右眼闭合不全，舌体胖舌质暗淡苔薄黄，脉沉细。西医诊断：面神经炎。中医诊断：口僻。证属气虚血瘀。方用补阳还五汤加味。

处方：炙黄芪 30g，赤芍 15g，川芎 10g，当归 12g，地龙 10g，桃仁 10g，红花 10g，肉苁蓉 10g，生大黄 6g，黄芩 12g，菊花 12g，夏枯草 10g，全蝎 3g，蜈蚣 3 条，党参 12g，炙甘草 10g。

二诊：2012 年 3 月 29 日。服上方 2 周，右眼闭合较前有力，刷牙漏水消失，无存食，气短乏力减轻，大便好转，舌淡红苔黄腻。前方加法半夏 10g，砂仁 5g，苍术 12g。

服上方 14 剂后，诸症悉减。

按：《灵枢·刺节真邪》云："虚邪偏客于身半，其入深，内居营卫，营卫稍衰，则真气去，邪气独留，发为偏枯。"明代医家张景岳倡导"非风"之说，提出"内伤积损"的论点。本例患者病程日久，已属于面瘫后遗症期，正气耗伤。正如《景岳全书·非风》所云："本皆内伤积损颓败而然，原非外感风寒所致。"正气耗伤则气短乏力；脾主肌肉，脾气虚弱不能行血，以致脉络瘀阻，筋脉肌肉失于濡养，则肌肉无力，额纹浅，右眼闭合不全，刷牙漏水，存食；气虚无力鼓动血行，气虚血瘀，则舌体胖舌质暗淡苔薄黄，脉沉细。病程日久化热则大便干，急躁，舌苔薄黄。治以补气活血，方用补阳还五汤加味。本方以大量补气药与少量活血药相配，以补为主，补活结合，使气旺则血行，活血而不伤正，共奏补气活血通络之功。二诊患者气虚症状减轻，又舌苔黄腻，故加法半夏、砂仁、苍术以燥湿理气。

案三：患者赵某，女性，45岁。主因右侧面瘫2个月就诊。

患者2个月前受风后出现右侧面部瘫痪，用大量激素冲击、维生素营养神经治疗。现口眼歪斜，流口水，面部麻木。查体右侧额纹变浅，睑裂扩大，闭合不全，右侧鼻唇沟变浅，痛温感觉减弱，舌质紫暗舌尖有瘀点，苔薄黄，脉弦紧。西医诊断：面神经炎。中医诊断：口僻。证属血虚血瘀。方用桃红四物汤加减。

处方：当归12g，赤芍15g，川芎10g，生地黄30g，地龙10g，桃仁10g，红花10g，黄芩12g，菊花12g，夏枯草10g，全蝎3g，蜈蚣3条，炙甘草10g。

二诊：2012年6月4日。服上方2周，右眼闭合较前有力，面部麻木减轻，痛温感觉较前增强，纳差。前方减蜈蚣、全蝎，加砂仁5g、炒白术12g。

服上方14剂后，诸症悉减。

按：《内经》云："年四十而阴气自半，起居衰矣。"患者中年女性，阴血亏虚，血虚则阴不制阳，内风动越，脉络不荣，血流不畅，内风携瘀血阻于头面经络，面部麻木，痛温感觉减弱；经髓不利，筋肉失养，则迟缓不用；无邪之处，气血运行通畅，筋肉相对而急，缓者为急者牵引，故口眼歪斜。治以养血活血，方选桃红四物汤加味。《医方考》："气、血，人身之二仪也。天地之道，阳常有余，阴常不足，人与天地相似，故阴血难成而易亏。"本方为四物汤基础上加桃仁、红花，既能养血和血，活血化瘀之效更强，血虚者可用之以补血，血瘀者可用之以活血，周老又加通络止痛之全蝎、蜈蚣，则养血通络止痛之力大增。

四、体会

周老临床主张辨证与辨病相结合，常常教导学生治病不能只懂辨证论治，还应掌握疾病的西医学病理基础以及治病方法，因本病发病机制为病毒感染及自主神经功能不稳，局部神经营养缺失，血管痉挛导致神经缺血水肿，故在治疗时也常以甘露醇作为激素辅助药物以强化脱水减压作用。周老充分借鉴西医理论，并灵活运用，在治疗本病时常酌加车前子利水消肿，泽泻利水渗湿；且本病多因风寒侵袭头面，故周老治疗时多加辛温之荆芥、细辛以解表散寒、温通经络。恢复期及后遗症期多用补阳还五汤或桃红四物汤加减治疗。

（黄小容）

第六节
从心肝论治颞叶癫痫经验

　　癫痫是一种有着不同病因病理基础，临床表现各异但以反复癫痫发作为共同特征的慢性脑部疾病，其发病机制为脑部神经元异常放电诱发短暂的脑功能障碍。国际抗癫痫联盟发布的《癫痫发作及癫痫分类指南》将癫痫发作分为局灶性起源、全面性起源、未知起源三大类。颞叶癫痫即痫性放电起源于颞叶，因颞叶包括海马和杏仁核等结构，内含学习、记忆、情感等高级神经活动的往返环路，可调节情绪与躯体性反应，故颞叶癫痫是所有癫痫中最具复杂发作形式的疾病。

　　颞叶癫痫突发突止的发作特点符合中医学"癫痫"范畴，但因其以精神症状为主要发作症状，通常不伴有抽搐，与中医学"癫痫"的典型症状并不相符，反而更类似于中医学"癫证"的症状，因此周绍华教授临证时创造性地将颞叶癫痫归属于中医情志病范畴。基于中医"五神藏"理论和现代认知心理学理论对其病机进行探究，并提出以养心调肝为主线的病证结合治疗思路。体会如下。

一、对颞叶癫痫病机的再认识

　　《黄帝内经》将神、魂、魄、意、志比附五行，应于五脏，构建起"五神藏"理论体系。《灵枢·本神》："故生之来谓之精，两精相搏谓之神，随神往来者谓之魂，并精而出入者谓之魄，所以任物者谓之心，心有所忆谓之意，意之所存谓之志，因志而存变谓之思，因思而远慕谓之虑，因虑而处物谓之智。"其中"任物、忆、意、志、思、虑、智"对应着现代心理学中人体对外界信息的捕获、加工、储存、整合和决策的整个认知过程。

颞叶癫痫根据临床发作症状分为：①不伴意识障碍的局灶性发作，即单纯部分性发作，发作时患者神志清楚，主要表现为发作性自主神经症状及精神症状、感觉异常，如幻嗅、腹气上升感、似曾相识感等；②伴意识障碍的局灶性发作，发作时患者运动终止、神志朦胧、伴有口咽自动症或肢体自动症等，持续时间常＞1分钟，发作后常有意识混沌、不能回忆，恢复过程是渐进的。

《类经·藏象类》："盖神之为德，如光明爽朗、聪慧灵通之类皆是也。魂之为言，如梦寐恍惚、变幻游行之境皆是也。神藏于心，故心静则神清；魂随乎神，故神昏则魂荡。"周绍华教授认为颞叶癫痫的两种典型临床发作即魂不受神支配的两种形式，第一种发作意识清醒，躯体运动、感觉失控，即魂不随神；第二种发作意识不清，言语、躯体运动失控，即魂动而神不知。"心主脉，脉舍神"，心气推动血液在脉道中循行不休，濡养脏腑，神随血脉布散周身，为总统魂魄、兼赅意志的功能提供了生理基础。"肝藏血，血舍魂"，肝血是魂舍于肝的物质载体，肝气是魂游于外执行魂生理功能的动力基础。故周绍华教授认为颞叶癫痫的病位在心肝两脏，发病与心肝气血功能失调密切相关，临证时养心调肝需贯穿颞叶癫痫治疗始终。

二、治病求本，养心调肝，贯穿始终

周绍华教授临证用药，重视顺应脏腑特性，心主血脉，血液得温则运，肝藏血、主疏泄，体阴而用阳，故养心调肝，补以酸、甘，贵在偏温。

初期养心调肝，重在心脾，脾胃为后天之本，气血生化之源，故采用运脾生血法，常用方为归脾汤（《济生方》）。方中人参、龙眼肉为君，益气生血、健脾养心；黄芪、白术助人参益气补脾；当归助龙眼肉养血补心，共为臣药；茯神、远志、酸枣仁宁心安神，木香醒脾，补而不滞，共为佐药；使以甘草调和诸药。周绍华教授临证见心血虚心神不宁症状，应用该方多守方加减，兼便溏者将丹参易当归；兼腹冷者加肉桂；兼口干者加麦冬；兼心悸者加五味子，或合用生脉饮益气养阴、安养心神。

中期养心调肝，重在调肝，在心血虚的基础上常有爪甲苍白、内风妄动等症状，配伍益肝之品方能收到良效，常用方为桃红四物汤（《医宗金鉴》）。动物实验显示桃红四物汤可显著减轻癫痫发作程度，其作用机制可能与降低血脑屏障通透性及升高脑组织紧密连接蛋白表达水平有关。全方补血调血，用药除桃仁、白芍外，药性均偏温，肝阴血虚，肝体影响肝用，故川芎、当归辛温性散，在补肝阴血的基础上顺应肝用。周绍华教授临证使用时常加用酸枣仁 30g 养血安神，使肝魂内守，以助肝体藏血，如兼见肝气疏泄太过或不及，可配合柔肝息风药如天麻、怀牛膝、杜仲、珍珠母等，但切忌过用平肝潜阳，反碍肝用。

后期养心调肝，重在肝肾，病久由血及阴，乙癸同源，久病及肾，致心肝肾阴虚，常用方为天王补心丹（《摄生秘剖》），方中多为生地黄、酸枣仁、麦冬、百合、北沙参、玉竹等甘寒而不滋腻药味。周绍华教授临证兼见头晕、耳鸣、两目干涩、胁肋灼痛者，常合用甘麦大枣汤；兼恐惧、紧张者，加用龙齿、紫石英；兼肾虚明显，无肝郁者可加用杞菊地黄丸（《医级》），有肝郁者可加用一贯煎（《续名医类案》）；兼阴虚伴有郁热，可加用菊花、桑叶辛凉发散；兼虚火上扰者，自觉手心发热，大便或秘或较干结，口干不欲饮者，在养心肾之阴的同时，加用清退虚热药，如牡丹皮、地骨皮、胡黄连等。

三、典型案例

王某，男，40 岁，主因"右颞叶部分切除术后 23 年，癫痫复发 6 年"于 2022 年 4 月 12 日就诊。患者三岁半时头部外伤 3 天后，癫痫发作，呈全身强直阵挛性发作，表现为猝然倒地，意识丧失，头向右偏，双目上视，牙关紧闭，口吐白沫，全身抽搐，小便失禁，持续数分钟后自行缓解，之后每周平均发作 2 次，经药物治疗（具体用药不详）发作控制不佳。1999 年 9 月，在北京某医院行右颞叶部分切除术，术后规律服用卡马西平片，2 年后停药，癫痫未再发作。2016 年自述因工作压力，情绪抑郁，癫痫再次发作，呈伴意识障碍的局灶性发作，表现为意识丧失，自言自语，来回走动，持续数分钟后自行缓解，每月平均发作 3 次，在北京某医院行脑电图和头颅 PET，诊断为颞叶癫痫，后不断调整抗癫痫药物治疗方案，先后服用奥卡西平、左乙拉西坦、托吡酯、拉莫三嗪等（具体服药量不详），发作控制不佳，自行停用所有西药，为寻求中医治疗方案就诊于周绍华教授门诊。目前癫痫每月平均发作 3 次，情绪不佳时诱发，呈伴意识障碍的局灶性发作，表现为意识丧失、自言自语、来回走动,持续数分钟缓解,缓解后全头痛。入睡困难,易醒,醒后再睡难,急躁易怒,多虑担心,言语重复,食纳正常,大便干。舌淡,苔微黄腻,脉沉细稍数。诊断:癫痫(心肝血虚,痰热扰心),治以养心调肝、清热化痰,方选四物汤合温胆汤加减。生地黄20g,当归12g,白芍15g,川芎10g,法半夏9g,橘红10g,竹茹10g,茯神30g,黄芩10g,郁金10g,石菖蒲10g,远志6g,酸枣仁30g,红花10g,桃仁10g,三棱10g,莪术10g,礞石15g,皂角刺6g,全蝎3g,蜈蚣2条,生甘草10g。

2022年6月14日二诊:患者间断服上方2个月,期间癫痫发作2次。5月13日意识丧失,动作中断,呼之不应,醒后不自知。6月10日意识丧失,来回走动,自言自语,醒后不自知。入睡困难,多梦,错语,心烦急躁,易惊,饮食正常,大便偏干。舌红苔薄黄,脉沉细稍数。患者服药后,痰热得清,癫痫发作次数减少至每月平均1次。心肝阴虚,一方面神魂失约,一方面虚阳上扰,发为意识丧失,来回走动,醒后不自知。治以滋阴清热、养血安神,方选天王补心丹加减。柏子仁10g,酸枣仁30g,茯神30g,远志6g,生地黄20g,当归12g,白芍15g,川芎10,天冬12g,麦冬12g,玄参10g,石菖蒲10g,郁金10g,龙齿30g(先煎),紫石英30g(先煎),生甘草10g。

2022年7月8日三诊:患者服上方1个月,期间癫痫发作1次,因情绪激动诱发,表现为意识丧失,来回走动,自言自语,醒后不自知。平时心烦,急躁,多虑,担心,语言组织障碍,眠浅易醒,饮食正常,二便调。舌红苔薄黄,脉沉细稍数。患者服药后,癫痫发作频率未改变,每因情绪激动诱发。考虑患者在心肝血虚为本的基础上,存在肝用失常,肝失疏泄,在上方基础上合用柴胡疏肝散。柏子仁10g,酸枣仁30g,茯神30g,远志6g,生地黄20g,当归12g,白芍15g,川芎10,天冬12g,麦冬12g,玄参10g,石菖蒲10g,郁金10g,龙齿30g(先煎),紫石英30g(先煎),柴胡10g,香附10g,黄芩12g,黄连5g,生甘草10g。

按:患者服上方1个月,癫痫未再发作,紧张、多虑、易怒、烦躁等情绪明显改善,眠浅,口干,饮食正常,二便调。舌淡红苔薄微黄,脉沉细。患者服药后,阴血得复,神魂内守,癫痫未再发作,效不更方,仍治以滋阴清热、养血安神。同时叮嘱患者调畅情志,适当运动,增强体质,以巩固疗效。

纵观此例颞叶癫痫患者,癫痫复发呈伴意识障碍的局灶性发作,表现为意识丧失、自言自语、来回走动，持续数分钟缓解，病位在心肝，病性属本虚标实。周绍华教授治疗时养心调肝贯穿始终，结合病因辨证，分清标本缓急，疗效明显，同时注重引导患者修身养性，形神相合，巩固疗效。

（刘晓萌）

第七节
因证施治多发性硬化

多发性硬化（Multiple Sclerosis，MS）是中枢神经系统的炎性脱髓鞘疾病，病因复杂，与遗传、病毒感染和环境等诸多因素有关，病理改变主要与自身免疫反应有关。根据临床特点不同可分为复发缓解型 MS、原发进展型 MS、继发进展型 MS 和进展复发型 MS。该病好发于 20~40 岁的青年女性，以复发缓解型最为多见，其复发率及致残率高，给社会、家庭和个人造成了极大的经济和心理负担。MS 临床症状多样，中医病名则多根据临床症状表现进行描述：视力障碍为主症为"内障""青盲""视瞻昏渺"；肢体无力或瘫痪为主症为"风痱""痿证"，语言障碍、肢体无力或瘫痪为主症为"喑痱"，头晕、走路不稳、共济失调为主症为"眩晕""骨繇"。周绍华教授认为，其中视力障碍和肢体无力症状最为多见，因此，对应的"内障""痿证"居多。

周绍华教授认为，MS 的病因根本在肾，疾病早期以气血不足，络脉凝滞不通为主，涉及肝脾，久病或重病则损及肝肾。治疗方面，可根据临床主要症状进行辨证论治，具体如下。

一、以麻木为主症者，治疗当从气血论治

肢体的束带感或四肢的麻木不适为 MS 的常见症状，麻木多因气血亏虚或气血凝滞不通而起。MS 发病多与过度劳累相关，过劳伤脾，脾虚则气血生化乏源，气血不足，营卫虚则易受邪，如《素问·逆调论》"营气虚则不仁，卫气虚则不用，营卫俱虚则不仁且不用"。另外，气滞血瘀导致气血受阻无以濡养肢体亦会引起麻木。治疗方面，周绍华教授由气血论治以麻木为主症的 MS，《金匮要略·血痹虚劳病脉证》中记载"血痹阴阳俱微，寸口关上微，尺

中小紧，外证身体不仁，如风痹状，黄芪桂枝五物汤主之"，周绍华教授常用黄芪桂枝五物汤合四物汤加减治疗以麻木为主症的 MS。麻木兼有肢体疼痛、瘀血阻络，加桃仁、红花、细辛、秦艽活血祛风通络；怕冷，肾阳不足者，加制附子（先煎）、巴戟天、锁阳、菟丝子等；肢体兼有束缚感者，加厚朴、香附调理气机；上肢病变者，加羌活、片姜黄活血通络；下肢病变者，加杜仲、牛膝、续断、狗脊补肝肾通经络；吞咽困难者，加生脉饮益气养阴，炙枇杷叶化痰降逆，旋覆花降逆和胃；构音障碍者，加石菖蒲、郁金化痰开窍。

二、以下肢瘫痪为主者，治疗当温补脾肾、养血柔肝

MS 以中枢神经系统脑白质和脊髓脱髓鞘疾病为特点，中医学认为脑、脊髓之病变的根本在于肾，肾主骨生髓，脑为髓之海，脑髓之病多属肾。结合现代流行病学发现，多发性硬化发病率随地理纬度的增加而增高，且其临床症状常表现为下肢怕冷、腰膝冷痛等阳虚症状，因此周绍华教授认为 MS 病机多属肾阳虚，治疗从温补肾阳入手，治疗多以右归丸为基本方，可酌情加用仙茅、仙灵脾、菟丝子、锁阳等温肾壮阳之品，多能取得较好的临床疗效，这进一步验证了周绍华教授对多发性硬化病因病机的新认识。肾为先天之本，脾为后天之本，先天不足则无以滋养后天，导致脾肾亏虚，治疗当温补脾肾。

肝肾精血同源，故而临床常见肝肾同病。肝肾不足，精气不能上荣，髓海空虚，脑失所养而发病，骨枯髓减，筋急而挛，肢痿不用。肾主骨，肝主筋，肝肾患病，则失其所主，常以肢体痿软乏力、肢体麻木、步态不稳等下肢病变为主，治疗当温补脾肾、养血柔肝为主，方以右归丸、金匮肾气丸合四物汤加减。临床见肢体拘挛，肌张力高者，在益气温阳基础上，加用养血柔筋之品，如白芍、阿胶等；若抽搐明显，加虫类药以息风止痉，如全蝎、蜈蚣、僵蚕之类；下肢瘫兼有湿热，见身体困重、苔黄腻、脉滑数者，应用清热化湿之方，如四妙丸、虎潜丸、起痿丹等。

三、伴有精神症状者，当根据舌脉象论治

MS 患者的精神症状，多表现为抑郁、烦躁易怒，部分患者还可表现为异

常的欣快、兴奋，或是淡漠、重复语言、猜疑和被害妄想等。周绍华教授认为伴随精神症状的 MS 患者，治疗应充分结合舌脉辨证论治。

肝主疏泄以调畅气机，胆为中正之官，气机郁结常与肝胆相关。如患者以心烦急躁，心境低落，委屈欲哭，多愁善感，胸闷喜叹息，自言自语，舌红，苔黄腻，脉弦滑或细为主要症状者，辨为郁证，其病位在肝胆，多因七情所伤，肝气郁结，气郁日久可以化火，肝郁及脾，脾失健运，蕴湿生痰，痰湿亦可化热。治宜清热化痰、疏肝理气。方用温胆汤加减。兼有心火亢盛者，症见兴奋多语、口苦、舌尖红，苔腻，方用柴胡黄连温胆汤以疏肝解郁、清心化痰，用黄连可清心降火；兼有湿热盛者，症见头重如裹、胸闷痰多、恶食嗳气、吞酸恶心，苔黄腻，脉滑数，方用柴胡竹叶温胆汤，用竹叶可清热除烦利尿；兼有肝火盛者，症见头痛目赤、两胁胀痛、急躁易怒、坐卧不安，舌红苔黄，脉弦数，方用柴胡黄芩温胆汤，用黄芩可清肝热。郁证多从肝郁治，思虑过度，则忧伤心脾，故而肝郁脾虚也是郁证常出现的证候，周老常用逍遥散加减疏肝解郁，调和肝脾。

心者，君主之官也，神明出焉，情志不遂致心神失养，心主神明的功能失常则会发生行为、精神、思维及动作的紊乱。如 MS 患者以虚烦心悸、睡眠不安、神疲乏力、大便干燥、舌红少苔或苔薄黄、脉细数或沉细为主，可辨证为心阴不足、心神失养，周绍华教授常采用天王补心丹加减从心论治。

（梁晓）

第八节

从痰论治抗 NMDA 受体脑炎

抗 NMDA（N- 甲基 –D– 天门冬氨酸）受体脑炎于 2007 年由 Dalmau 首次报道。抗 NMDA 受体脑炎是一种中枢神经系统的自身免疫性疾病，由抗 NMDA 受体抗体介导，属于边缘叶脑炎的一种，呈急性或亚急性起病，主要累及海马、杏仁核、岛叶等边缘结构，临床表现以精神行为异常、自主神经功能障碍、癫痫发作为特点。NMDA 受体是由 3 种不同的亚基所构成的异聚体，抗 NMDA 受体脑炎与 NMDA 受体的亚单位 NR1 相关，NR1 与记忆学习关系密切。NMDA 受体的过度激活会导致癫痫等兴奋性症状，反之 NMDA 受体过度抑制则会出现精神分裂症样的表现。目前抗 NMDA 受体脑炎尚无推荐的治疗标准，现在比较常用的一线治疗为免疫治疗，首选丙种球蛋白，其次为大剂量的激素冲击治疗，二线治疗主要应用免疫抑制剂，如环磷酰胺等。有报道提出，针对 2 周内出现意识障碍及治疗效果不明显的抗 NMDA 受体脑炎患者，应进行长程疗法。此病极其容易漏诊和误诊，预后较差。

周绍华教授提出"痰致脑病，脑病治痰"的学术思想，倡导脑病多由痰作祟，脑病从痰论治。痰邪致病，内攻脏腑，常以神机失用、蒙蔽清窍为特征，其流窜经络，阻碍气血运行，使得神机不得出于清窍，故导致各种神经系统疾病发生。临床总结脑炎患者的四诊信息，多辨证为痰热闭窍，肝风内动证，治疗当以治痰为切入点，如《丹溪心法》提到"有痰，治痰为先"，同时兼顾养血柔肝息风。临床治疗此类脑炎多采用清热化痰、息风止痉、养血柔肝、醒脑开窍之法。

一、痰邪易蒙蔽清窍，产生精神、情感症状

此类痰邪为患的病人常因素体脾胃亏虚或外有湿邪困厄脾土，以致水液代谢失常，留于体内，聚而为痰，痰湿日久，常蕴积化热，痰热内蕴，上蒙清窍，则见神昏谵语、意识障碍；痰热阻于经络，痹阻不通，故见肢体活动不利、肢体麻木等感觉异常症状；阻于清窍，故见言语謇涩。治疗可以予黄芩黄连温胆汤、菖蒲郁金汤清热化痰。

黄芩黄连温胆汤由温胆汤化裁而来，温胆汤之名首见于北周·姚僧垣《集验方》，其部分内容为《外台秘要》所载。温胆汤收载于《外台秘要》卷十七"病后不得眠"，"温胆汤，疗大病后虚烦不得眠，此胆寒故也，宜服此汤方"。组成为生姜四两，半夏二两（洗），橘皮三两，竹茹二两，枳实二枚（炙），甘草一两（炙）。方中重用生姜，且有半夏、陈皮温性之助，故其方以"温胆"为主。温胆汤主治胆胃不和，痰热内扰之证。方中以半夏为君，其性辛温，长于燥湿化痰，降逆和胃。以竹茹为臣，可清化热痰，除烦止呕。治痰当理气，气顺则痰消，故佐以枳实，苦辛微寒，取其破气消痰，使痰随气下，以通痞塞之功。陈皮辛苦而温，燥湿化痰，既可助半夏祛痰，又可健脾，尚能增枳实行气之功。痰之所成，邪之本在湿，脏之本在脾。故以茯苓健脾渗湿，以杜生痰之源，且其有宁心安神之效。以上均为佐药。使以甘草，益脾和中，协调诸药。加生姜，既可助君臣祛痰止呕，又可解半夏之毒；大枣之用，一者与甘草、茯苓为伍，健脾补土以治湿，二者与生姜相配，调和脾胃，使中州健运。诸药相合，化痰而不过燥，清热而不过寒，使痰热得化，胆热得清，胃气和降，共奏理气化痰、清胆和胃之效。"舌为心之苗"，痰火扰心而致不语或言语謇涩，可用黄连以清心热；肝热者加黄芩；也可用人工牛黄清热开窍。

菖蒲郁金汤中郁金味辛、苦。性寒。归心、肝、胆经。郁金功能活血祛瘀而止疼痛，行气解郁而疏泄肝郁，故《本草经疏》谓其为"血分之气药"。郁金其辛散苦泄之性，可化郁滞之痰浊，以开心窍，且性寒有清心之功，可治痰浊蒙蔽清窍，神昏谵语，或痰热郁结之癫痫惊狂。周绍华教授常配石菖蒲同用，共奏清热化痰、醒神开窍之效。意识障碍者可同时配合牛黄清心丸清心火，开窍醒神，其中牛黄既可清心热，又可化痰开窍，舌开窍于心，故对因痰

热蒙蔽心窍所致的意识障碍、言语謇涩或不语，可发挥较好疗效。

二、痰邪易动血生风

痰邪痹阻经络，加之脾虚血行不畅，滞而为瘀，痰瘀互结，气血逆乱，以致肝风内动，故见一派风动之象，如四肢痉挛、肌张力增高等。治疗时在清热化痰、息风止痉的基础上，当兼顾治血，以养血息风柔肝。可合用四物汤，以当归养血活血，白芍柔肝息风，亦可柔筋缓急，降低肌张力。同时加虫类药如全蝎、蜈蚣、地龙、僵蚕息风通络止痉。其中全蝎、蜈蚣均味辛，归肝经，辛可走窜，有搜经剔络之效，可息风止痉、攻毒散结、通络止痛，可治疗惊风抽搐、癫痫等。全蝎性平，偏于热证之抽搐，为治痉挛抽搐之要药；蜈蚣息风之力较强，但因其性温，其久用"能令血液化燥"，故不可久服。

三、验案举例

某女，37岁，主因"发作性肢体抽搐20天"就诊。

患者20天前无明显诱因出现肢体抽搐，每次发作2~3分钟后可自行缓解，平均每日发作1~2次，胡言乱语，近事记忆力减退，体温在37.5℃左右，就诊于当地医院，诊断不明，患者症状进行性加重，5天前就诊于北京某医院，查脑脊液NMDA-R-Ab阳性（1：32），头颅CT、头核磁未见异常改变，诊断为抗NMDA受体脑炎，予甲强龙500mg，每日1次，静脉滴注治疗1周，抽搐等症状未见明显改善，现为求进一步中西医结合治疗来我院就诊，由门诊以"痉证"收入脑病科病房。入院症见：嗜睡，肢体时有抽搐，肢体挛缩，不能言语，吞咽困难，饮食量少，大小便失禁。舌淡，苔黄腻，脉沉细。

中医诊断：痉证，痰热闭窍，肝风内动证。

西医诊断：抗NMDA受体脑炎。

中医治则：清热化痰，息风止痉，醒脑开窍，养血柔肝。

中医治疗方案：予黄连黄芩温胆汤、菖蒲郁金汤合四物汤加减化裁。

黄连10g，黄芩12g，法半夏10g，化橘红10g，茯苓30g，胆南星10g，竹茹10g，石菖蒲10g，郁金10g，当归15g，白芍30g，全蝎3g，蜈蚣2条，地龙 10g，天麻 10g，白僵蚕 10g，金银花 15g，柴胡 10g，羚羊角粉 0.6g，牛黄 0.15g。

日 1 剂，水煎服，早晚各 1 次。

中成药：牛黄清心丸，每日 2 次，每次 1 丸。

西医治疗方案：甲强龙 500mg，初始量联合人免疫球蛋白 15mg 冲击治疗，甲强龙 3 日后减半量后停用；氯硝西泮片 1mg，口服，3 次/天，卡马西平 0.1g，口服，3 次/天，解痉镇静。

疗效转归：经中西医结合治疗 3 天后，肢体抽搐较前明显减少；服药 5 天后，痉挛未再发作，精神状态较前明显改善，神志清楚，回答切题，饮食睡眠正常，二便调。查体：四肢肌力 3 级⁻，四肢肌张力正常，病理征未引出，其余检查不能配合。

按：患者以"发作性肢体抽搐 20 天"为主诉就诊，属中医学"痉证"范畴。患者病久损伤气血，日久不能濡养经脉，肝风内动，故见四肢抽搐。久病后天之本受损，脾气不运，无法运化水谷精微，不能充于脑。气虚不能固摄，故见二便失禁。脾气虚则无法运化水湿，水湿内停，蕴久化热，痰湿热熏蒸于内，故见舌淡，苔黄腻，脉沉细。四诊合参，辨病辨证为痉证，肝风内动、痰热闭窍证。治疗以黄连黄芩温胆汤、菖蒲郁金汤合四物汤加减化裁。黄连黄芩温胆汤可使痰热得化，胆热得清，胃气和降，且"舌为心之苗"，痰火扰心而致不语或言语謇涩，用黄连以清心热，黄芩清肺热，以加强清热化痰开窍之功。郁金辛散苦泄，化郁滞之痰浊，以开心之窍，且性寒有清心之功，可治痰浊蒙蔽清窍，神昏谵语；石菖蒲味辛，性温，归心、胃经。本品香窜疏达，善开通心窍，宁心安神，又兼化湿、豁痰、辟秽，故对湿浊蒙蔽清窍所致的神志昏乱疗效好。周绍华教授常以郁金合石菖蒲并用，以奏化痰开窍之效。在西医治疗的基础上，辨证配合使用中药以清热化痰，息风止痉，醒脑开窍，养血柔肝，从而显著地提升临床疗效。

（梁晓）

第九节

经络辨证、气血辨证和六淫辨证相结合治疗痉挛性斜颈

痉挛性斜颈是一种以颈肌扭转或阵挛性倾斜为特征的锥体外系器质性疾患，属肌张力障碍性疾病。起病缓慢，病情多变，可受情绪影响症状波动。痉挛性斜颈当归属于痉证的范畴，是由于筋脉肌肉失却濡养而不能自主所引起的，以项背强急、四肢搐搦，甚至角弓反张等为主要表现。临床上常以筋肉拘急挛缩为其共同的证候特征，可表现为卒然口噤、四肢抽搐、角弓反张，亦可仅表现为某些或某个脏腑、经络的拘挛、强急。《温病条辨·痉因质疑》中指出邪壅经络，风寒暑湿燥火"六气皆能致痉"，在《景岳全书·痉证》亦指出："凡属阴虚血少之辈，不能养营筋脉，以致搐挛僵仆者。"《温病条辨·湿痉或问》说："以久病致痉而论，其强直背反瘛疭之状，皆肝风内动为之也。"此即阴虚生风、血虚生风之谓。周绍华教授采取经络辨证、气血辨证和六淫辨证相结合的方法，并注意遣方用药，调理情志，显现出更为突出的优势。

周绍华教授继承历代古代医家对痉证的观点，认为痉证病因除外感风寒暑湿燥火等六淫实邪，还包括阴虚、血虚、气虚等病因，实证治疗当以除邪为要，虚证治疗注重养血息风止痉，常以四物汤加止痉散为基础方养血活血、息风止痉，并添加柔肝之品，这是周绍华教授临床治疗痉证的一大特点。周绍华认为各种邪气致病，风邪、寒邪、湿邪累及血分之气血，闭阻筋脉，筋脉失养，筋脉拘急，所以在治疗上加用四物汤养血活血，一方面恢复损伤之气血，亦可以活血养血，使筋脉通畅，再加之止痉散息风止痉，祛邪加养血活血合息风止颤，标本得治，患者痉挛症状可以控制。周老治疗痉证擅于息风止痉，用药以全虫、蜈蚣、地龙、僵蚕等虫类药物息风止痉、通络止痛。并结合经络辨证颈部为太阳、阳明经所系，故擅用葛根、羌活、防风、天麻疏风止痉。

一、辨证分型

（一）风寒外袭，筋脉受阻

主症：项背强直，颈部向一侧屈曲，头偏向一侧旋转或过伸，肌肉疼痛，身重，畏寒肢冷、蜷卧喜暖，口淡不渴，小便清长，大便正常或稀溏，舌淡苔白润，脉迟缓或浮缓紧等。

治法：祛风散寒，养血和营，止痉。

选方：葛根汤合止痉散加减。

加减：头颈痛明显加白芷、细辛祛风散寒止痛；夹湿加汉防己利湿祛风止痛、苍术健脾燥湿、薏苡仁健脾利湿；寒凝加制附子温阳散寒；血虚者加丹参、白芍、当归、阿胶养血柔筋。

（二）气滞血瘀，瘀血内阻

主症：颈项强直，颈部向一侧屈曲，头偏向一侧旋转或过伸，肌肉疼痛，形瘦神疲，面色暗滞，四肢酸楚，两胁胀痛，舌质紫暗，边有瘀斑，苔薄白或黄，脉沉细或涩紧等。

治法：理气化瘀，活络止痉。

选方：血府逐瘀汤合止痉散加减。

加减：两胁胀痛加川楝子、延胡索、香附理气止痛；肩痛明显加羌活、威灵仙、姜黄、鸡血藤祛风活血通络；若苔腻脉滑痰湿甚者，加法半夏、胆南星、苍术燥湿化痰；项背疼痛明显加桂枝附子细辛汤温经通络。

（三）肝经湿热，肝风内动

主症：颈项强直，颈部向一侧屈曲，头偏向一侧旋转或过伸，肌肉疼痛，胸腹满闷、自汗，急躁易怒，便干溲少，口噤，舌质红，苔黄腻，脉弦数或洪数。

治法：清肝利胆，息风止痉。

选方：龙胆泻肝汤合止痉散加减。

加减：若腹胀便秘者，加厚朴、枳实、大黄理气通便；痉挛明显加天麻、钩藤、地龙、僵蚕等息风平肝止痉；热盛者加羚羊角清热平肝息风；急躁心烦者加淡竹叶以清心除烦；呕吐者，加竹茹、姜半夏、炒白术、枇杷叶、代赭石降逆和胃止呕。

（四）气血亏虚，筋脉失养

主症：颈项强直，颈部向一侧屈曲，头偏向一侧旋转或过伸，肌肉疼痛，或失血，或汗下太过，头晕目眩，自汗，神疲懒言，气短乏力，舌质淡，苔薄白，脉沉细。

治法：益气养血，缓急止痉。

选方：八珍汤或十全大补汤合止痉散加减。

加减：颈项僵硬明显加用羌活、葛根、防风、天麻、钩藤疏风解肌止痉；呕吐、腹胀者，加藿香、厚朴、姜半夏芳香化浊健脾；头晕明显加菊花疏风清热；畏寒者，加仙灵脾、炮姜补肾温经散寒；血虚亦可加阿胶、丹参养血；伴失眠加炒枣仁、远志安神定志。以上诸症夹肝郁气滞者加柴胡、香附、百合解郁除烦。

二、验案精选

案一：张某，男，55 岁，2021 年 6 月 6 日初诊。主因头部向左侧旋转 1 个月就诊。患者于 1 个月前出现项背部强直，颈部向一侧屈曲，头偏向左侧旋转，肌肉疼痛。诊断：痉挛性斜颈。现症：项背部强直，颈部向一侧屈曲，头偏向左侧旋转，肌肉疼痛，身重，恶寒肢冷，无汗，蜷卧喜暖，小便清长，大便正常，舌淡，苔白，脉浮紧。西医诊断：痉挛性斜颈。中医诊断：痉证；辨证属风寒外袭，筋脉受阻。治以祛风散寒、柔肝息风止痉。方用葛根汤加止痉散加减。处方：葛根 20g、麻黄 6g、桂枝 10g、白芍 30g、天麻 30g、僵蚕 10g、蜈蚣 2 条、生姜 10g、大枣 10g。14 剂，每天 1 剂，水煎，取汁 200ml，每天 2 次，于早、晚服用。

2022 年 6 月 19 日二诊：服药后痉挛及扭转次数减少，仍有肌肉疼痛，并诉情绪紧张时痉挛加重，眠差。守一诊方，加用四逆散疏肝健脾。14 剂，煎服方法同上。

2021 年 7 月 3 日三诊：服药后痉挛及扭转次数明显减少，诸症均减轻。

在上方的基础上减蜈蚣，继续服用30剂。后随访，患者诉痉挛情况好转。

按：本案患者发病病机与《伤寒论》条文31"太阳病，项背强几几，无汗恶风，葛根汤主之"所载相似，主要病机均为风寒束表，卫阳被遏，营阴郁滞。筋脉失去濡养，筋脉拘急可发为不自主的痉挛。故以葛根为主药，葛根性味甘辛微凉，有解肌退热之功，此外还可升津液、舒筋脉。葛根汤既可调和营卫，又可发汗，使痉挛得缓。周绍华教授结合经络辨证，颈部属太阳、阳明经所系，故擅用葛根汤治疗。筋脉拘急，加用蜈蚣、僵蚕、地龙以舒筋缓急。复诊时周老结合临床常见痉挛性斜颈多合并情绪焦虑，且情绪焦虑严重时会导致痉挛加重，加用四逆散疏肝理气。三诊时症状好转，在基础方的基础上减蜈蚣，防止搜风通络药物久用耗伤气血。周绍华教授遣方用药时时刻注意顾护脾胃，虫类药不宜久用。

案二：郑某，男，52岁，主因"颈项部疼痛伴颈部不自主转动3个月"就诊。患者于3个月前在无明显诱因下出现颈项部疼痛伴有明显的不自主转动，曾诊断痉挛性斜颈。未曾系统治疗。现症：颈项部不自主转动，颈项部疼痛明显，两胁肋部连及项背部胀痛，口干口苦，双眼干涩疼痛，胸腹部满闷胀痛，偶有恶心呕吐，性情急躁，纳食差，小便淋沥涩痛，大便黏腻不爽，舌红苔黄腻，脉弦滑。西医诊断：痉挛性斜颈。中医诊断：痉证。证属肝经湿热、肝风内动。治以清肝利胆、镇惊止痉。方选龙胆泻肝汤合止痉散加减。处方：龙胆草10g，栀子10g，黄芩10g，柴胡10g，生地黄20g，车前子10g，泽泻10g，滑石30g，当归10g，甘草10g，木香10g，枳实10g，旋覆花10g，枇杷叶10g，葛根20g，白附子10g，白僵蚕10g，地龙10g，全蝎2g。

二诊：上方服用28剂，头颈部肌肉扭转次数明显减少，肌肉疼痛仍存在，气短乏力，舌质淡，苔薄白，脉沉细，考虑患者湿热已去，气血不足为本，故调整治法为益气养血、缓急止痉。方选八珍汤合止痉散加减。处方：党参12g，炒白术12g，茯苓15g，当归12g，川芎10g，白芍30g，熟地黄30g，全蝎2g，蜈蚣2条，葛根20g，僵蚕10g，白附子10g，地龙10g。

三诊时好转，继服。

按：《金匮要略》中第31条经文：太阳病，项背强几几，无汗恶风，葛根汤主之。几几，即项背拘紧不舒，活动不能自如之意。《景岳全书·痉证》："痉之为病，强直反张病也。"对痉证临床表现进行了描述，角弓反张是也。本患者间断性头部右侧扭转而不能自主，与上述两条经文描述极为类似，可属同一病证。对痉证病因的认识在《温热经纬·薛生白湿热病》记载如下："湿热证，三四日即口噤，四肢牵引拘急，甚则角弓反张，此湿热侵入经络脉隧中，宜鲜地龙、秦艽、威灵仙、滑石、苍耳子、丝瓜藤、海风藤、酒炒黄连等味。"认为湿热为患致痉。周老根据患者病史、症状综合辨证为肝胆湿热，与上述条文有所不同，但又有相同之处，均认为湿热致痉。周老以龙胆泻肝汤加减，并认为湿热重时，当先祛湿热，以防闭门留寇，待湿热已去，则需补益气血以治本，改用八珍汤加止痉散加减。

（郭春莉）

第十节
失眠治疗中的脏腑辨证经验

失眠是以频繁而持续的入睡困难或睡眠维持困难并导致睡眠满意度不足为特征的睡眠障碍，常影响日间社会功能，为临床最常见的睡眠障碍。《医原·卫气行度》："人之神，寐则栖肾，寤则栖心，将寐在脾，熟寐在肾，将寤在肝，正寤在心。"五神脏具有丰富的神经心理学内涵，肝魂主生，有启动、促进、提取、发散之意；心神主长，有外接、捕获和决策之能；脾意主化，能思虑、判断，有枢纽之机；肺魄主收，有抑制、约束和下敛之性；肾志主藏，有维持、储存、集中和保持之功。五神脏功能之间相辅相成，构成了"生长化收藏"的自组织系统。周绍华教授临证治疗失眠，不断吸收西方神经心理理论，根据患者睡眠相关症状，从五脏入手，关注脏腑特性和自身规律，遣方用药。

一、以入睡困难为主要表现的失眠

"阳入于阴"的启动困难，病位在心、脾、肺三脏，心失内敛、脾失调枢、肺失敛降，人体注意捕获和决策功能虚性亢进，多余信息进入意识，则见思虑无穷、辗转不安，进而入睡困难。此类失眠常见证候类型涉及心脾两虚、心阴亏虚、气阴两虚、痰湿中阻、痰热上扰、胃气不和等。症见多思善虑，心悸怔忡，神疲乏力，面色萎黄，食少腹胀者，治以健脾养心、益气补血，方选归脾汤（《济生方》）。症见心悸心烦，手足心热，口干咽干，舌红少苔，脉细稍数者，治以滋阴养血、补心安神，方选天王补心丹（《摄生秘剖》）。症见心悸怔忡，起时黑矇，气短自汗，咽干口渴，苔薄少津，脉象虚细者，治以益气滋阴、养心生脉，方选生脉饮（《内外伤辨惑论》）。症见脘腹胀满，不思饮食，呕恶嗳气，肢体困重，倦怠乏力，苔白厚腻者，治以燥湿健脾、行气和胃，轻者方选平胃散（《简要济众方》），重者方选藿香正气散（《太平惠民和剂局方》），此两方主要用于改善失眠日间症状，故于晨起服用。症见虚烦不眠，惊悸不宁，胸脘满闷，时有眩晕，恶心痰多，口中黏腻，排便不畅，口苦苔黄腻者，治以清胆和胃、理气化痰，方选温胆汤（《三因极一病证方论》）。热重者，加黄连、黄芩清热化痰；痰重者，加胆南星、礞石、皂角刺豁痰利气；惊悸重者，加琥珀粉、珍珠粉、龙齿、紫石英镇惊安神。症见脘腹胀满，嗳腐吞酸，厌食呃逆，大便泄泻，苔腻脉滑者，治以消食和胃、化湿导滞，方选保和丸（《丹溪心法》）或枳实导滞丸（《内外伤辨惑论》）。

二、以睡眠轻浅易醒为主要表现的失眠

"阳入于阴"的维持困难，病位在肾，肾志不藏，其注意力的警觉功能异常亢进，对外界和自身信息的排除功能异常，以至"阳入于阴"的深度维持不够稳定，使得肝魂或心神频繁启动。此类失眠常见证候类型涉及心肾不交、上热下寒等。症见失眠健忘，头晕耳鸣，烦热盗汗，腰膝酸软，咽干口燥，治以滋阴补肾、引火归元，方选六味地黄丸（《小儿药证直诀》）合交泰丸（《医方集解》）。症见眩晕耳鸣，烦躁不安，潮热盗汗，心烦急躁，畏寒肢冷，夜尿频繁，女子月经紊乱，男子性欲减退，治以平调寒热、补肾泻火，方选二仙汤（《中医方剂临床手册》）。此证多见于女性更年期综合征，男性 60 岁左右也会出现相似症状。心烦重者，加莲子心、灯心草、黄芩清心泻火；虚热重者，加地骨皮、银柴胡清化虚热。

三、以早醒及多梦为主要表现的失眠

早醒和多梦的病位均在肝，肝为刚脏，体阴用阳，肝魂异常亢进，可过早地提取信息进入心神，心神妄动，机体进入意识的知觉阈值下调，使"魂出于肝而游于外"而出现早醒；梦是一种隐性的表达，是肝魂将知觉和行为经验重新编码、整合构成的对原始意象的补偿，故多梦的主要病位也在肝。此类失眠常见证候类型涉及肝郁气滞、肝胆湿热、肝虚胆怯等。症见胁肋胀痛，心境低

落，急躁易怒，喜太息者，治以疏肝行气、和血止痛，方选柴胡疏肝散（《景岳全书》）。症见头痛昏胀，目赤肿痛，耳鸣耳聋，胁肋胀闷，外阴潮湿，舌红苔黄腻，脉弦数者，治以清肝泻火、利水渗湿，方选龙胆泻肝汤（《医方集解》）。头胀明显者，加钩藤、川牛膝、石决明平肝潜阳；耳鸣重者，加石菖蒲、细辛通窍化浊；眼肿重者，加菊花、桑叶疏散风热。症见夜寐不安，多梦易醒，胆小易惊，优柔寡断，强迫思维，舌胖有齿痕，脉细弱者，治以养血柔肝、安神定志，方选四物汤（《医宗金鉴》）合安神定志丸（《医学心悟》），惊恐重者，可加紫石英、灵磁石重镇安神。

另外，周绍华教授临证治疗失眠，在上述脏腑辨证选方的基础上，还有一些常用的药物加减化裁经验，简述如下：

遇困倦乏力者，加石菖蒲开窍化痰。遇肌肉紧张者，重用白芍柔肝缓急。遇心境抑郁者，有苔者加柴胡，无苔者加合欢花、玫瑰花、代代花解郁除烦。遇遗精者，加芡实、莲子须或三才封髓丹滋补肾精。遇月经量多者，加旱莲草、白茅根凉血止血。遇自汗者，加浮小麦、牡蛎收敛止汗。遇多梦者，加龙齿、紫石英，同时见白苔者加珍珠粉，见黄厚苔者加琥珀粉重镇安神。遇大便溏泄者，丹参易当归，加炒白术健脾止泻。遇食欲下降者，加砂仁、蔻仁芳香开胃。遇口舌生疮者，加莲子心、黄连、灯心草清心泻火。遇记忆减退者，加益智仁、覆盆子补脑填髓。遇胁肋胀痛者，加香附、川楝子、延胡索理气止痛。遇顽固性失眠，入睡困难，甚则彻夜难眠者，加黄连阿胶汤（《伤寒论》）交通阴阳。

（刘晓萌）

第十一节
补肾填精法治疗痴呆

痴呆是指慢性获得性进行性智能障碍综合征。临床上以缓慢出现的智能减退为主要特征，伴有不同程度的人格改变。它是一组临床综合征，而非一种独立的疾病。

痴呆的病因很多，主要分为变性病性痴呆和非变性病痴呆。

本病的发生多缓慢隐匿。记忆减退是主要的核心症状。早期出现近事记忆障碍，学习新事物的能力明显减退，严重者甚至找不到回家的路。随着病情的进一步发展，远事记忆也受损。思维缓慢、贫乏，对一般事物的理解力和判断力越来越差，注意力日渐受损，可出现时间、地点和人物定向障碍，有时出现不能写字，不能识别人物。

痴呆的另一个早期症状是学习新知识、掌握新技能的能力下降。其抽象思维、概括、综合分析和判断能力进行性减退。记忆和判断的受损可出现一定障碍，患者丧失时间、地点、人物甚至自身的辨认能力。故常昼夜不分，不识归途或无目的漫游。

情绪方面，患者早期可出现情绪不稳，有的可出现行为异常。在疾病演进中逐渐变性淡漠及迟钝。有时情感失去控制能力，变得浮浅而多变。表现焦虑不安，抑郁消极，或无动于衷，或勃然大怒，易哭易笑，不能自制。

部分患者可首先出现人格改变。通常表现兴趣减少、主动性差、社会性退缩，但亦可表现为脱抑制行为，如冲动、幼稚行为等。患者的社会功能受损，对自己熟悉的工作不能完成。晚期生活不能自理，运动功能逐渐丧失，甚至穿衣、洗澡、进食及大小便均需他人协助。甚至出现躁狂、幻觉等。

目前痴呆的西医治疗一般为针对病因治疗。如为神经变性病所致，治疗尚无特效药，以改善认知和对症治疗为主。虽然部分益智药（如胆碱酯酶抑制剂）短期内能改善患者接受新事物的能力，延缓痴呆的进一步加重，但其长期疗效仍有待观察。抗精神病药物可用于对抗精神病性症状、激越行为或攻击行为。抗抑郁药可用于痴呆伴抑郁的患者，有助于改善痴呆综合征。但三环类药物的抗胆碱副作用可加重认知功能的损害。可考虑选择性 5– 羟色胺再摄取抑制剂，如氟西汀、帕罗西汀、西酞普兰、舍曲林，伴神经疼痛者可选用度洛西汀。苯二氮䓬类虽可控制痴呆者的行为问题，但亦可引起跌倒和药物依赖。

一、辨证分型

周绍华教授根据临床辨证将本病分为痰湿内蕴、阴阳两虚、肾精亏虚三型。

痰湿内蕴型：症见精神抑郁，表情呆钝，静而少言，或默默不语，或喃喃自语，头重如裹，闭户独居，哭笑无常，不欲见人，不思纳谷，脘腹胀满，口多痰涎，面色㿠白或苍白不泽，气短乏力，舌体胖，舌质淡，舌苔白腻，脉沉滑。治宜化痰除湿，方选二陈汤、菖蒲郁金汤加味。若恶寒怕冷则加肉桂，情绪低落加柴胡，健忘、言语不利以石菖蒲、郁金等芳香温通开窍之品，若痰瘀化热、舌苔黄腻用黄芩黄连温胆汤加菖蒲郁金汤清热开窍。

阴阳两虚型：症见头晕目眩，沉默寡言，面色憔悴，二目无神，表情呆板，形体消瘦，颧红盗汗，肌肤甲错，或腰酸腿软，健忘，认知障碍，言语謇涩，畏寒肢冷，舌苔浮腻，脉沉迟细弱。治法：滋肾阴，补肾阳，佐以开窍化痰。方用地黄饮子加减。

髓海不足：症见头晕耳鸣，怠惰思卧，智力下降，表情呆滞，记忆减退，判断力减退，定向障碍，步履艰难，言语謇涩，毛发焦枯，骨软痿弱，少寐，舌质淡有齿痕，脉沉细弱，两尺脉弱。治法：益肾健脑填髓。方选五子衍宗丸加减。若髓海空虚，阴血不足者加鹿角胶、龟甲胶、阿胶等血肉有情之品。

二、验案精选

李某某，男，86 岁，2022 年 4 月 12 日初诊。主因反应迟钝半年就诊。患者 1 年前出现左侧肢体活动不利，行走不稳，遂于当地医院就诊，诊断为脑梗死。治疗后活动较前略好转，行走仍不能自如，近半年出现反应迟钝，健忘，呛水呛食，病情逐渐加重。目前表现：反应迟钝，言语不利，计算力减退，表情呆板，呛水呛食，尿失禁，大便干燥，舌暗红苔薄黄少津，脉沉细，尺脉弱。

西医诊断：认知障碍；中医诊断：呆病，肾精亏虚。

治则：补肾填精，益气养阴。

处方：五子衍宗丸合生脉饮加减。

覆盆子10g，枸杞子10g，菟丝子10g，黄精30g，益智仁12g，桑螵蛸10g，杜仲12g，牛膝15g，西洋参10g，麦冬12g，五味子6g，枇杷叶10g，旋覆花10g，当归12g，川芎10g，石菖蒲10g，远志6g。

共21剂，水煎温服，每日1剂。

复诊：服前方后，反应较前灵敏，思考半分钟后可与人简单对答，两周前食油腻食物较多，现食后腹胀，痰多，怕热，仍尿失禁。舌尖红，苔黄腻，脉稍数。

诊断：认知障碍。

辨证：痰热蕴结。

治法：清热化痰。

处方：芩连温胆汤。

黄芩10g，川黄连6g，姜半夏9g，炒白术12g，云茯苓30g，化橘红10g，淡竹茹10g，炒枳实12g，缩砂仁5g（后下），石菖蒲10g，炒神曲10g，肉苁蓉10g，火麻仁10g，生甘草10g。

共28剂，水煎温服，每日1剂。

三诊：患者服药1个月后，饮食增加，痰量减少，表情较前丰富，舌暗淡苔薄白，脉沉细弱，从舌象及症状看痰热之象已除，故改投以五子衍宗丸加减治疗。

按： 本例患者为老年男性，肝肾亏虚，髓海不足，又因中风后气虚血瘀，脉道瘀阻，精微物质不能输布，五脏失于濡养，气阴亏虚加重，故首诊周老辨证为肾精亏虚、气阴两亏，投以五子衍宗丸合生脉饮加减治疗。复诊时因食入较多肥甘厚味，聚湿生痰，日久化热，痰热内扰，上蒙清窍，故复诊周老改用芩连温胆汤清热化痰，祛湿和中，症状缓解后仍不离补肾填精之宗旨，继续以五子衍宗丸治疗。

三、体会

痴呆属于中医学"健忘""呆病"范畴，病位在脑。唐容川《血证论》指出"血在上则浊蔽而不明矣""凡心有瘀血，亦令健忘"。陈士铎则认为"痰积胸中，盘踞于心外，使神明不清而成呆病矣"。《体仁汇编》曰："肾受精气，故神生焉。"据此周绍华教授认为，精生神，神御精，故神之根基为肾精。"脑为元神之府"，脉道滑利，精微物质可上行濡养髓海，髓海得养，则灵机得用，脑神聪明。若气血不足，或痰瘀互结而致脉道瘀阻，精微物质布散受困，导致肾精化生无源，生髓不能，脑窍失养，则健忘、倦怠、反应迟钝。正如《黄帝内经》云"脑为髓海""肾主骨生髓，通于脑"，肾主思维、主意识，故本病根本在肾。因本病虚实夹杂，治疗宜益肾填髓为本，辅以活血化瘀、化痰开窍。有研究证明，补益精气可激活内源性神经干细胞增殖、分化，改善神经生长微环境，以达到补益脑髓、促进神经再生的作用。

五子衍宗丸载于唐《悬解录》《新唐书·艺文志》，为中医传统名方。方中菟丝子性温，入肾经，以壮肾阳，枸杞子、覆盆子滋阴养精，五味子酸甘化阴，车前子利湿固气，五子合用，共奏补肾填精之效。有实验研究显示，年轻血浆能让老年老鼠的大脑恢复年轻，改善认知能力，提示血充沛清纯可更好地调养神明。故另加当归养血活血，川芎行气活血，石菖蒲豁痰开窍，远志祛痰安神，补泻升降寒温共用，则补而不滞，滋而不腻，活血而不破血，标本兼治，共同达到补脑益智的作用。若大便困难加肉苁蓉润肠通便，口咽干燥加麦冬润肺清心，失眠加酸枣仁宁心安神，乏力加党参健脾益气。

经现代药理研究，五子衍宗丸可增强小鼠记忆力和空间认知力，并可增强其非特异性免疫功能，具有耐缺氧、耐疲劳等作用。

另外周绍华教授经过临床研究，认为黄精、石菖蒲、制首乌、人参等药均有提高智力的作用，常与五子衍宗丸相须为用。

（黄小容）

第十二节
滋补肝肾法治疗 MOG 抗体相关疾病

髓鞘少突胶质细胞糖蛋白（myelin oligodendrocyteglyco-protein，MOG）是一种表达于中枢神经系统少突胶质细胞和髓鞘表面的糖蛋白。随着研究的不断深入，越来越多的学者认为抗髓鞘少突胶质细胞糖蛋白免疫球蛋白 G 抗体（MOG-IgG）介导的疾病是一种独立的疾病实体，并由 Jarius 等于 2018 年提出了 MOG 抗体相关疾病（MOGAD）的概念。近年来随着各种病毒感染性疾病的增加及疫苗接种的普及，MOGAD 患者在神经科门诊中出现的有所增多，且以儿童及青壮年为主。西医治疗本病急性期一般使用激素冲击、静脉注射丙种球蛋白和血浆置换等方法，部分患者容易复发，若反复使用激素对于患儿的机体影响较大。中医治疗不良反应小，并可减少复发，故越来越多的患者在缓解期来求治中医。

周绍华教授主张诊疗本病要辨病辨证相结合，从滋补肝肾、养血活血入手，灵活施方。

一、病案举例

案一：梁某某，女，5 岁，主因"视力下降伴头痛 9 个月"就诊。患者于 2021 年 12 月注射疫苗 2 天后出现发热，呕吐，双下肢无力，嗜睡。住院查血 MOG-IgG1 ：100；颅脑磁共振成像：右侧岛叶及左侧苍白球见斑片状 T2、T2FLAIR 高信号。诊断为 MOG 抗体相关疾病，予激素、人免疫球蛋白及对症治疗。10 日后患儿体温恢复正常，精神食欲好转出院，嘱口服泼尼松 35mg，qd。后因间断头晕于 2022 年 2 月 22 日、2022 年 6 月 20 日两次住院复查，诊断"MOG 抗体相关疾病"，激素及五维赖氨酸口服对症治疗后效果不佳，遂来周绍华教授门诊就诊。刻下症：双眼视力下降，头痛发作频繁，前额尤甚，间断头晕，双下肢痛，满月脸，舌红苔薄黄，脉数。西医诊断：MOG抗体相关疾病。中医诊断：①视瞻昏渺；②头痛。证属肝肾亏虚，血虚血瘀。治以滋补肝肾、养血活血。方用杞菊地黄汤合四物汤加减化裁：枸杞子8g，滁菊花8g，生地黄10g，山萸肉8g，云茯苓10g，牡丹皮8g，建泽泻8g，怀山药8g，杭白芍10g，抚川芎8g，全当归8g，水红花子6g，盐杜仲8g，川牛膝8g，香白芷8g，延胡索6g，川草薢8g，生甘草8g，共28剂，水煎服。

二诊：头晕减轻，头痛较前发作次数减少，体位改变或低头看书时症状明显，双眼视力下降，偶有脐周和小腿疼痛，饮食、二便正常。舌红苔薄黄，脉数。前方减草薢，加蔓荆子8g、葛根10g、石斛8g，继服14剂。

三诊：诸症悉减，偶有头晕，舌红苔薄黄，脉数。前方加炒白术10g、夏枯草8g、益智仁10g，继服21剂。

按：患儿高热呕吐，耗伤阴精，肾藏精，肝藏血，精血同源，肝开窍于目，肝肾亏虚，精血不能上荣于目，目失濡养，故视物不清。肝血亏虚，脑脉失养，以致头痛、头晕；四肢筋脉失于濡润，故双下肢痛。阴血亏虚，虚阳偏胜，故舌红苔薄黄、脉数。因长期激素冲击，患儿呈满月脸。因患儿初诊时以前额痛为著，故周老在滋补肝肾、养血活血同时酌加白芷引药至阳明经，川牛膝引药下行。二诊时头晕头痛均减轻，发作与体位改变有关，考虑为清阳不升，故加蔓荆子升清阳、葛根引药入阳明经、石斛养肝明目，使清阳得升，浊阴自降，故三诊患儿症状明显减轻。

案二：魏某某，女，5岁，主因双眼视力下降1年余就诊。患儿2021年2月接种疫苗后双眼视力下降入山东某三级医院，行头颅MRI示右侧基底节小片状异常信号，右侧额顶叶交接区点状异常信号，考虑炎症或变性病灶。眼MRI示双侧视神经异常信号，考虑炎症可能。MOG抗体阳性。诊断为MOG抗体相关疾病。予3轮大剂量甲强龙冲击治疗，视力恢复正常后出院。后口服甲泼尼龙片，间断丙种球蛋白足量治疗7次。2022年6月停服甲泼尼龙后垂涎嗜睡伴呕吐，再次入院行激素冲击治疗，症状消失。为巩固治疗效果，防止复发，求助中医治疗。现视力正常，睡眠不实，易醒，怕热，舌尖红苔黄，脉数。西医诊断：MOG抗体相关疾病。中医诊断：①视瞻昏渺；②不寐。证属肝肾亏虚，血虚夹热。治则：滋补肝肾，养血明目。方用杞菊地黄汤合四物汤加减：枸杞子8g，滁菊花10g，生地黄10g，山萸肉8g，牡丹皮8g，云茯神10g，建泽泻8g，干石斛8g，沙苑子8g，全当归8g，抚川芎8g，京赤芍8g，谷精草8g，条黄芩8g，夏枯草8g，生甘草8g。共21剂，水煎服。

二诊：药后症状无复发，现双眼视力正常，睡眠好转，睡眠时呼吸粗，仍怕热，余无明显不适，现服甲强龙27.5mg，每天1次，每月输丙种球蛋白1次，舌红苔黄厚，脉数。辨证：肝胆湿热；治以清肝胆湿热。处方：龙胆草6g，夏枯草6g，黄芩8g，菊花8g，决明子8g，谷精草8g，生地黄10g，当归8g，姜半夏5g，蔻仁3g，车前子10g，泽泻8g，柴胡6g，生甘草6g，共35剂，水煎服。

三诊：无不适症状，睡眠好转，1周前核磁示：幕上及幕下多发异常信号，可符合MOGAD，对比2022年6月27日颅脑核磁，病变范围较前明显缩小。舌红苔黄，脉沉细。

辨证：痰热内扰；治以清热化痰。黄芩8g，炒白术10g，姜半夏6g，豆蔻3g，化橘红6g，竹茹10g，茯神10g，石菖蒲8g，益智仁8g，覆盆子8g，五味子5g，车前子10g，黄精10g。共28剂，水煎服。

按：本例患儿来就诊时视神经受损症状并不明显，临床以睡眠不实、易醒、怕热等症状为主。周老辨病辨证相结合，认为患者虽视力正常，但病程日久，肝肾亏虚，故仍当从滋补肝肾、养血明目入手，精血充盈，脉络得养，自会减少复发。3周后症状平稳，仅有睡眠呼吸重，舌红苔黄厚，脉数，根据其症状、舌脉及影像学结果，周老辨证为肝胆实火上炎，大胆采用泻肝火而不伤阴血的龙胆泻肝汤加减，意在改善患者症状同时，改变影像学结果，一月后患者复查核磁果然病变范围明显缩小。

二、体会

西医对于MOG抗体相关疾病的缓解期治疗一般以小剂量激素维持，周绍华教授临床辨病辨证相结合，以滋补肝肾、养血明目为主，固其根本，根据病情预后及变化而改变不同方药，治疗本病缓解期时有明显优势，且可有效降低复发率。

（一）中医病名对症诊断

因 MOGAD 病名出现较晚，中医文献中对治疗此病报道鲜少，针对本病还未有明确中医病名诊断，周老常根据本病不同时期的临床特征把本病归为"视瞻昏渺""痫证""眩晕""痿证"范畴。

（二）重视滋补肝肾、养血活血

视神经炎为本病最常见的临床表现，周老认为：肝主血，开窍于目，肝血上注于目则能视，即眼睛的功能与肝密切相关；在五行理论中，肝属木，肾属水，水能生木，肾与肝是一对母子关系，即肝为肾之子，肾为肝之母，母令子虚，母脏病变会影响到子脏；又肝主藏血，肾主藏精，精、血互生，因此肝与肾密切相关；因此，治疗眼部疾病，往往从肝肾入手。本病常常伴随肢体感觉障碍或疼痛，周绍华教授归其原因为肝肾阴虚、血虚失养，故治疗本病常以滋补肝肾的杞菊地黄汤和补血调血的四物汤为基本方。

（三）辨病辨证相结合，辨证准确，用方灵活

周老常教导学生"治病必求其本"。验案中第二例患者就诊时症状较轻，视力基本正常，但周老辨病辨证相结合，考虑本病以肝肾亏虚、血虚失养为本，故初始仍投以杞菊地黄汤合四物汤，意在补其肝肾，充其血脉，使其"正气存内"。复诊时症状平稳，周老未循常理效不更方，而是认为应以中医辨证为基础，结合西医发病机制，此时当以改善其影像学表现为目的，灵活用药。可以看出周老诊病抽丝剥茧，用方着眼于根本。

（四）关注患者预后，症状改善后酌加补肾益精药

在治疗本病时，周绍华教授不仅着眼于减轻目前症状，也重视改善患者预后，尤其是患儿患病初期常出现高热以及神志症状，加之来求治于中医时病程已长，长期耗伤肝肾阴血，精血同源，易出现肾精亏虚、脑髓失养，可能影响患儿学习和生活质量，故在刻下症状改善后，常酌加益智仁、覆盆子、枸杞子、黄精等补肾益精药品。

（五）四诊合参，以症为主

周老常强调中医治病，四诊合参，缺一不可，在面对症状与舌脉不符时，

周老主张舍舌脉从症。尤其在诊治本病时，患者常在患病初期大剂量使用激素冲击疗法，并在缓解期长时间口服小剂量激素，舌象会受到影响，因此其舌象已不能准确反映患者病情，故当详细问诊，以症为主。

（黄小容）

第十三节
病证结合治疗帕金森病临证体会

中医典籍关于帕金森病（Parkinson disease，PD）的描述集中于运动症状，散见于筋痹、颤振、头摇、振摇等病证。PD 根据运动症状分为震颤型和强直型两个临床亚型，其中，震颤型具有诊断容易，进展缓慢，僵硬少动症状轻，多巴胺反应良好的特点；强直型具有诊断困难，进展迅速，强直少动症状突出，易伴发抑郁、痴呆、嗅觉减退，易出现异动症的特点。单从症状学角度来看，震颤型可拟诊为颤病，姿势步态异常型可拟诊为拘病，二症皆明显者可拟诊为颤拘病。但上述病名没有涵盖非运动症状，仍存在偏颇。周绍华教授治疗此病重视辨病与辨证相结合，中医经典结合西医病理生理研究，探究 PD 病机演变，根据病程阶段分期辨证论治，同时针对非运动症状，随症加减，灵活运用专方专药。具体如下。

一、探究病机，治病求本

中医典籍对 PD 病机的描述可追溯到《素问·至真要大论》"诸风掉眩，皆属于肝"。"诸暴强直，皆属于风……诸痉项强，皆属于湿"。"掉"即震颤，认为与肝相关，"强"即强直，认为与风湿致病相关，此论一直为后世医家所宗。明清医家对 PD 的病机认识趋于完善。明·王肯堂《证治准绳》记载"此病壮年鲜有，中年以后乃有之，老年尤多"，与西医学震颤麻痹发病年龄相符，又曰"颤摇也，震动也，筋脉约束不住而莫能任持风之象也"，并结合《内经》"诸风掉眩，皆属于肝，肝主风，风为阳气，阳为动，此木气太过谓风淫木疾者此也"，说明此病主要由于肝风兼火所致。明·孙一奎《赤水玄珠》："乃木火上盛，肾阴不充，下虚上实，实为痰火，虚则肾虚，法则清上补下。"提出肾虚邪实的致病观点。清·何梦瑶《医碥》："颤，摇也；振，动也，亦风火摇撼之象，由水虚而然。风木盛则水土虚，脾为四肢之本，四肢乃脾之末，故曰风淫末疾。风木盛而脾虚，则不能行其津液，而痰湿亦停聚，当兼祛痰。"提出肾水亏虚，水不涵木，肝火亢盛，肝盛克脾，脾不布津，聚津成痰的病机演变过程。

西医近 20 年来对于 PD 最大的突破是 Braak 分期的诞生，即按照路易小体出现的先后顺序将 PD 病理进展过程分为 6 期。基于运动症状的 Hoehn-Yahr 分级在 1~2.5 级之间时，Braak 分期已经达到 3~4 期，从而很好地解释了 PD 患者非运动症状和运动症状的演变。在 Braak 1~2 期，周围自主神经、嗅球、延髓、中缝核、蓝斑、网状结构等受累，与便秘、嗅觉障碍、快速眼球运动期睡眠行为异常等非运动症状有关；到 Braak 3~4 期，黑质受累，与静止性震颤、强直、少动、姿势和平衡障碍等运动症状有关，基底前脑、内侧颞叶受累，与记忆下降有关；Braak 5~6 期，新皮质广泛受累，与认知严重受损、精神行为异常、痴呆有关。

周绍华教授临证强调先辨病后辨证，重视诊断层次，首先掌握疾病的本质、特殊性以及病程，再探究病程中某一阶段的证候属性，力求提纲挈领，纲举目张。综合中医典籍和西医病理生理，周绍华教授认为 PD 的病理基础是 α- 突触核蛋白的沉积，以运动症状为核心症状，但是非运动症状始终贯穿 PD 全程，且非运动症状直接影响着 PD 患者的生活质量。根据核心症状，认为 PD 的中医病名仍可遵循 1991 年中华全国中医药学会老年医学会制订的《中医老年颤证诊断和疗效评定标准》试行草案，确定为"颤证"，其病位在脑，病变涉及肾、肝、脾三脏，病性属本虚标实，病机本虚多为年老体弱，肝肾亏虚，髓海失养；标实多为痰、瘀、毒阻络扰神，肾虚为本在先，随着病情发展，因虚致实为标，邪实、正虚互为因果，恶性循环，导致病程迁延。周绍华教授临证时主张结合 Braak 分期和 Hoehn-Yahr 分期，将 PD 分为运动前期（Braak 1~2 期）、早期（Braak 3~4 期 /H-Y 1.0~2.5 级）、中晚期（Braak 5~6 期 /H-Y 3.0~5.0 级），重视 PD 患者所处病程发展阶段，并提出分期论治观点。

二、病证结合，分期论治

（一）运动前期，补肾贯穿始终，专方专药，随症加减

PD 发于中老年，《素问·阴阳应象大论》"年过四旬，阴气自半"。周绍华教授认为本病起始于肾虚，肾为先天之本，随着年龄增长，肾精不足，不能主骨生髓，上荣脑络，易招致邪阻清窍，故补肾填髓应贯穿病程始终，方用大定风珠、左归丸或右归丸，使肾精实，脑髓充，从而延缓病情。此期患者尚未出现核心运动症状，而以非运动症状为主，且可贯穿病程始终。周绍华教授结合自身近 60 年临证经验，根据相应症状，在补肾填髓基础上，采用专方专药治疗，即针对某一症状，采用某一相应针对其根本病机或病理的具有特效的方剂或对药治疗。

抑郁是 PD 常见的神经精神症状，《素问·六元正纪大论》中提出"五气之郁"，《丹溪心法》提出"六郁"，周绍华教授认为舒木气之郁，则诸郁皆可除，故用花类药物合欢花 15g、玫瑰花 10g、代代花 10g，以其气味芳香，行气而不伤阴，和血而不破血。慢性便秘是 PD 常见的自主神经功能障碍，因多巴胺神经元变性导致的胃肠蠕动缓慢，肾精亏耗，肝肾阴虚则肠道干涩，肺肾阳虚则推动无力，周绍华教授临证注意泻下而不伤正，用生地黄 20g、当归 12g 养肾阴。肉苁蓉 10g、杜仲 12g、温肾阳，同时，加用火麻仁 10g、郁李仁 10g 润肠通便，加用枳实 10g 行气导滞。快速眼球运动期睡眠行为障碍是 PD 常见的睡眠—觉醒障碍，表现为梦境中异常行为和发声，常伴有夜间惊醒、夜间喊叫、入睡困难、频繁觉醒、多梦、早醒。《沈氏尊生书》："心胆俱怯，触事易惊，睡梦纷纭。"周绍华教授从心胆气虚论治，在酸枣仁 30g、柏子仁 10g 养心肝阴血的同时，加用龙齿 30g、紫石英 30g，苔薄白或薄黄者再加珍珠粉 0.6g，苔黄腻者再加琥珀粉 1.5g 重镇安神。

（二）早期，改善运动症状，脏腑辨证，区分邪实

此期患者开始出现运动迟缓、肌强直、静止性震颤等核心运动症状。周绍华教授此期重视改善运动症状，从脏腑辨证着手，认为肾虚精亏，一方面，乙癸同源，肾虚及肝，致肝阴血亏虚，同时水不涵木，木亢生风；另一方面，肾

为先天之本，脾为后天之本，两者互助互促，肾虚及脾，同时肝木克伐脾土，脾失健运，气血生化乏源，终致肌肉筋骨失养，手足震颤，动摇不定。《医旨绪余》："诸风掉眩，皆属肝木，木主风，风为阳气，阳主动，此木气太过，而克脾土，脾主四肢，四肢者，诸阳之末，木气鼓之故动，经谓'风淫末疾'者此也，亦有头动而手足不动者，盖头乃诸阳之首，木气上冲，故头独动而手足不动，散于四末，则手足动而头不动也。"结合"阳主动，阴主静"理论，周绍华教授认为震颤型偏于血虚、阴虚；强直型偏于气虚、阳虚。此期肾、肝、脾三脏功能衰退，气机不畅，气滞血瘀，代谢失常，聚湿生痰，阴虚阳亢，终致痰、瘀、热互结。

综上，此期本虚标实，治疗上周绍华教授强调抓住主要矛盾，明辨虚损脏腑，兼顾邪实性质。见肝肾亏虚，风动明显者，方选大定风珠（《温病条辨》），由加减复脉汤加龟甲、鳖甲、牡蛎、鸡子黄等滋阴涵阳之品变化而成，重者，加用止痉散，以全蝎 3g、蜈蚣 2 条搜风止痉；见肝肾亏虚，痰阻明显者，方选金水六君煎（《景岳全书》），即二陈汤加熟地黄、当归补养阴血的同时，燥湿化痰，痰热重者，加黄芩、贝母、郁金等增强清化痰热之力，或改用涤痰汤（《奇效良方》），豁痰清热，急则治标；见脾肾阳虚者，方选右归丸（《景岳全书》），甘润滋阴之品中，以附子、肉桂温补肾阳，鹿角胶血肉有情之品填精养血。周绍华教授强调"治风先治血，血行风自灭"，临证运用上述方剂的同时必加四物汤（《太平惠民和剂局方》）养血和血。此期患者常出现的非运动症状主诉，一为因持续的肌张力高而导致的肢体、关节疼痛，在养肝肾阴血的基础上重用白芍并加用木瓜 15g 柔筋缓急，加人参 10g、炙黄芪 20g 益气健脾，加用川草薢通利关节；一为膀胱功能过度活动为表现的自主神经功能紊乱，如尿频、尿急、夜尿增多，加用益智仁 10g、桑螵蛸 10g 固精缩尿。

（三）中晚期，提高生存质量，虚极毒盛，攻补兼施

此期患者运动症状加重，震颤频率和幅度较前增加，肌张力更高，姿势步态异常明显，平衡障碍，最终无他人帮助只能卧床或坐轮椅。非运动症状也进一步加重，出现日间嗜睡、吞咽困难、尿失禁、痴呆等症状，严重影响患者生存质量。《扁鹊心书》："四肢为诸阳之本，阳气盛则四肢实，实则四体轻便。若手足颤摇不能持物者，乃真元虚损也。"《金匮要略心典》："毒者，邪气蕴蓄

不解之谓。"周绍华教授认为进入此期，肾元亏虚，脑髓失养，加之诸脏俱虚，气血运行失畅，痰浊、瘀血搏结日久，蕴热变生为浊毒，加重脑髓空虚。属虚极毒盛，治疗在补肾固元的同时，注意解毒化浊。在早期辨证论治选方的基础上注意加用鹿角胶、龟甲等血肉有情之品，同时联合黄连解毒汤（《肘后备急方》）一类清热解毒之品，往往疗效明显。

周绍华教授临证注重提高此期患者的生存质量。针对急迫性尿失禁，加用人参 10g、鹿茸 3g（可用鹿角霜 30g 或鹿角镑 30g 替代）、炙麻黄 8g，其中人参益气养阴，鹿茸温补肾阳，配伍麻黄上开肺气，下输膀胱，法循《景岳全书》"治水者必须治气，治肾者必须治肺"。现代药理研究显示麻黄碱具有兴奋交感神经 α-受体松弛膀胱逼尿肌，收缩尿道内括约肌的功能。吞咽障碍是此期容易被忽视的症状，PD 患者肺炎是首要死亡原因，而吞咽障碍是发生肺炎的主要危险因素。吞咽障碍因口腔、咽喉、食道肌肉运动不协调导致，最初往往表现为口水增多，周绍华教授对于早期、病情轻者，加用竹茹 10g、炙枇杷叶 10g、代赭石 10g、旋覆花 10g 化痰降气，对于中晚期，病情较重者，加用生脉饮，其中人参大补元气，麦冬、五味子入肺胃二经，助人参益津固涩而止呛咳。

综上，PD 治疗应重视"先辨病后辨证"，先掌握疾病的病理生理及病程，再探究病程中某一阶段的证候属性，患者所处病程阶段不同，临床表现各异，审证求因，选方用药要随之变化，从而取得较好疗效，达到提高患者生存质量的目的。

（刘晓萌　梁晓）

第十四节
益气温阳法在治疗神经系统疾病中的应用

周绍华教授擅长应用益气温阳法治疗神经系统的疑难病证。益气温阳法广泛地应用于多发性硬化症、运动神经元病、多系统萎缩、急性脊髓炎恢复期的治疗中，屡获奇效。

脑为髓海，髓海有余则大脑主宰机体生命活动正常，如《素问·五脏生成篇》言"诸髓者，皆属于脑"，又如《灵枢·海论》言"髓海有余，则轻劲多力，自过其度"。肾主骨生髓，先天之精是髓海化生之根，与肾密切相关，因肾为封藏之本、精之处，如《类经》言"精藏于肾，肾通于脑，脑者阴也，髓者骨之充也，诸髓皆属于脑，故精成而后脑髓生"。基于以上理论，周绍华教授认为神经系统疾病之根本在肾，病机多与肾气不足、肾精亏虚、肾阳虚损相关，故而在治疗中常采用益气温阳法治疗，常能获得较好的临床疗效。

一、益气温阳法的常用方药

右归丸是周绍华教授温补肾阳的基础方剂，再加用红人参或党参。基本方剂组成：制附子、肉桂、红参、鹿角胶、熟地黄、砂仁、当归、山萸肉、菟丝子、枸杞子、五味子。方中制附子、肉桂辛热入肾，温壮元阳，补命门之火；鹿角胶甘咸微温，补肾温阳，益精养血；红参大补元气；熟地黄、山萸肉、五味子为甘润滋补之品，可滋阴益肾，填精补髓，与制附子、肉桂、鹿角胶、菟丝子相伍有"阴中求阳"之功；枸杞子滋肾阴，养肝血；当归养血活血，使补而不滞；砂仁芳香化湿行气，以防滋腻。

以下肢无力为主者，加怀牛膝配杜仲补肝肾，强筋骨；有湿热者，加川萆薢、木瓜清利湿热，通利关节；怕风者，加防风、羌活祛风散寒；畏寒肢冷者，加细辛以温经通络。阳虚滑精，大便溏泻者，加补骨脂、覆盆子、芡实、生龙骨以温肾固涩；阳痿者，加巴戟天、肉苁蓉、锁阳、雄蛾以补肾壮阳。

二、益气温阳法在应用中的体会

（一）辨病与辨证相结合

虽然周绍华教授十分重视辨证论治，但在疑难病的治疗中，也经常以辨病为主，抓主要病机。有患者表现为舌红少苔的阴虚内热之象，但其症状又具有畏寒肢冷等阳虚之象，周绍华教授认为其主要病机仍为脾肾阳虚，应舍舌脉而从症，使用益气温阳药后取得很好的效果。

周绍华教授认为肾所藏之精气，是肾阴肾阳共同的物质基础，肾阴或肾阳的任何一方虚损到一定程度，都会引起肾中精气的亏损，继而导致相对的一方也出现虚损，进而形成阴阳两虚。在阳虚的基础上导致阴虚，称之为阳损及阴，其关键仍在于阳虚，无阳则阴无以生，故临床仍应补阳为主。此与《理虚元鉴》之"阳虚之久者阴亦虚，终是阳虚为本"理论相合。

（二）不可一味补阳，注意阴中求阳

从肾的特点来看，"肾为坎象，一阳寄于二阴之间"，"五脏皆一，肾独有二，真阴、真阳皆藏于中"。因此单纯地使用附子、肉桂补阳是不行的，须配伍养阴药。一来肾阳要受肾阴的制约，否则阳不易充且易虚阳外越，而相火妄动，还会引起咽干、咽痛、目赤；二则过用温燥还会灼伤阴液。正如《景岳全书》所言"善补阳者，必于阴中求阳，则阳得阴助而生化无穷"。周绍华教授方中常用五味子、牡丹皮，既有补益之功，又可酸甘敛阴，正为此意。

（三）补气亦要注重行气

周绍华教授强调，补气的时候要配伍行气、理气药。单纯补气会造成气机壅滞，可加重脾气虚损。故其常加用砂仁、陈皮、川芎等行气之品。

（四）注意气血双补

气血同出于脾胃，"气为血帅，血为气母"。故在益气温阳的同时，常配伍养血之剂，如当归补血汤或四物汤等。

三、益气温阳法在神经系统疾病中的应用

（一）多发性硬化症

多发性硬化症（MS）是一种主要累及中枢神经系统白质并导致多部位髓鞘脱失的自身免疫性疾病，具有易缓解复发和致残率高的特点。临床表现为瘫痪、麻木、痛性痉挛、失语、视力障碍、共济失调、精神症状或智能障碍等。根据临床表现的不同，相当于中医的不同病证，涉及"痿证""喑痱""眩晕""骨繇""虚痨""麻木"等。

周绍华教授常将益气温阳法应用于治疗 MS 缓解期，临床主要表现为运动功能障碍者。肢体痿软无力者诊断为"痿证"；因皮质脊髓束损害导致痉挛性瘫痪者诊断为"痉证"；因共济失调导致走路不稳者诊断为"骨繇"。多发性硬化症常可见脱髓鞘表现，可有免疫功能异常，发病可与感染有关。因此，周绍华教授认为此病多为本虚证；尤其在缓解期，患者久病，更是以虚证为主，其感受风寒容易复发的特点也说明存在气虚、阳虚的病因病机；具体到脏腑辨证，则为脾气虚、肾阳虚。

对于多发性硬化症，周绍华教授指出其"痿证"按病位来分多为"肾痿"。因此，在应用益气温阳基础方时，更加用仙茅、仙灵脾、菟丝子、锁阳等温肾壮阳之品。对于痉挛性瘫痪者，在益气温阳基础上，加用养血柔筋之品，如白芍、阿胶等。若抽搐明显，可加用全蝎、蜈蚣、僵蚕等虫类药及天麻以息风止痉。走路不稳者，多为阴阳两虚，阴虚风动之证，在益气温阳基础上，可加用益肾滋阴潜阳药，如龟甲胶、鳖甲；再加用天麻、钩藤平肝息风药以对症治疗。

（二）运动神经元病

运动神经元病是一组病因未明，选择性侵犯上下运动神经元的慢性进行性变性疾病，病变可影响脊髓前角细胞、脑桥和延髓运动神经核、皮质锥体细胞以及皮质脊髓束或皮质延髓束。临床特点为下运动神经元损害引起的肌萎缩、肌无力和上运动神经元（锥体束）损害的体征。根据其肢体痿弱不用的特点，中医学将其归属于"痿证"范畴。有部分学者根据其语言、吞咽障碍及肌肉跳

动、痉挛性瘫痪等特点将其归于"喑痱""痉证"。周绍华教授认为，根据其肢体无力伴有肌肉萎缩的特点，应属于"肉痿"的范畴。脾主肉，为后天之本，主水谷精微的运化。脾气亏虚，则运化失司，肌肉筋脉失去濡养，日久成痿。《素问·痿论》即有"治痿独取阳明"之说。因此，治疗虽然亦法拟益气温阳，但却要侧重于益气健脾，在基础方上合用四君子汤，或者加用黄芪、炒白术、山药、大枣等药。

针对肌肉跳动（筋惕肉瞤）和痉挛性瘫痪的临床表现，亦可加用养血柔筋之品，如白芍、阿胶等，严重者可加用全蝎、蜈蚣、僵蚕等虫类药及天麻以息风定搐；对延髓麻痹造成吞咽障碍、构音障碍者，可加石菖蒲、郁金等化痰开窍；饮水呛咳者可配合生脉饮以补心气、养心阴，旋覆花、炙枇杷叶以降逆和胃止呕。

（三）多系统萎缩

多系统萎缩是一种缓慢起病的神经系统变性疾病，即神经系统多个部位相继进行性萎缩。根据受累部位的先后及临床表现主次的不同，可分为橄榄脑桥小脑萎缩、纹状体黑质变性、原发性直立性低血压三种疾病实体。根据临床表现的不同，相当于中医的不同病证，包括"喑痱""厥证""颤证""眩晕""阳痿""遗尿"等。

周绍华教授用益气温阳法治疗原发性直立性低血压导致的"厥证"效果显著。周绍华教授认为，原发性直立性低血压导致的"厥证"多见于老年男性，多为虚证。或有阴血不足，气随血衰，阳随阴消，神明无主，发为厥证者；有元气素虚，体位骤变之下，中气不足，清阳不升，血不上达，精明失养，发为厥证者；或因肾精亏耗，髓海失养，发为厥证者。总之，厥之虚证，与脾肾关系密切，阴、阳、气、血的亏虚是其内在因素。故治疗总以健脾益气、温肾壮阳为大法。对阴血不足在先者，可合用生脉饮及四物汤益气养阴、养血活血；元气亏虚者，合用四君子汤益气健脾，加用大量炙黄芪以升阳举陷；肾精不足者，可与左归丸合用，以增强填精益髓的作用。

（四）脊髓炎恢复期

急性脊髓炎是指急性发展的脊髓非特异性、横断性炎症性损害。发病早期有脊髓休克现象，2~3周后开始恢复。在恢复期多见痉挛性截瘫、尿失禁等症状，多属中医"痉证""痿证"范畴。

周绍华教授专用益气温阳法治疗尿失禁，效果显著。周绍华教授认为，因中枢神经损伤导致的尿失禁应属"失溲""失溺"。其病因责之肺气亏虚、肾阳不固。肾主水，与膀胱相表里，其气下通于阴，肾虚不能温化固摄而尿失禁；肺主气，肺虚不能化气，治节失司，则膀胱失约。故治疗以补肺气、温肾阳为法。在基础方上，加用黄芪补肺气；加炙麻黄宣肃肺气；加桑螵蛸、乌药、益智仁、胡芦巴、生牡蛎温阳固涩。

四、典型医案

郭某某，男，55岁，主因"双下肢乏力8个月，加重3个月"于2023年6月26日初次就诊。患者由轮椅推入病房，家属代诉患者8个月前出现双下肢乏力，未予重视，2023年3月患者症状逐渐加重，出现双下肢无力、行走不稳、言语欠清、排尿困难等，于外院住院治疗诊断为多系统萎缩。2023年6月患者自觉无力症状明显加重，为寻求中医治疗，特来我院就诊。现患者走路不稳伴动作迟缓，双下肢活动欠灵活，语言不利，直立性低血压，最低血压75/50mmHg，伴头晕。畏寒肢冷，饮食正常，大便干，5~6日一行，现置有尿管，舌淡红，苔黄腻，脉滑。

神经科查体：神志清楚，构音障碍。左上肢近端肌力5级，远端肌力5级；左下肢近端肌力4级，远端肌力4级；右上肢近端肌力5级，远端肌力5级；右下肢近端肌力4级，远端肌力4级。双上肢肌张力正常，双下肢肌张力增加，双下肢肌肉轻度萎缩。双手轮替动作笨拙，双侧指鼻试验、跟—膝—胫试验不稳准，闭目难立征（＋）。双侧痛觉、温度觉、触觉及关节位置觉、音叉振动觉正常。生理反射正常，双下肢巴宾斯基征（＋）。余神经系统检查及内科检查未见明显异常。

辅助检查：2023年3月于外院行头颅MR提示脑桥、小脑萎缩，考虑多系统萎缩，建议结合临床。

西医诊断：多系统萎缩—小脑型；中医诊断：痿证（脾肾亏虚证）。治则：温补脾肾，强筋健骨；处方：右归丸加减。生地黄20g，熟地黄20g，砂仁5g，肉桂6g，酒萸肉10g，制巴戟天12g，锁阳12g，黄芪30g，人参片

10g，鹿角（镑）30g，蜜麻黄8g，附子10g，牡丹皮10g，杜仲12g，牛膝15g，盐车前子10g，酒苁蓉12g，甘草10g，当归12g。水煎温服200ml，14剂，水煎服，每日1剂，分2次温服。复诊：患者诉畏寒减轻，效不更方，上方继服14剂。三诊：患者自觉双下肢力量较前明显增加，可搀扶行走短距离（＜50m），活动后低血压情况缓解，仍有尿潴留，排尿困难，且泌尿系感染未见好转，余症状亦较前有不同程度改善，遂原方加菟丝子9g、乌药10g、芡实10g，为补肾固遗。继续门诊中药治疗，辨证论治，坚持药证相符，临床随症加减。纵览诊疗全程，患者诸症减轻，临床疗效斐然。

按：患者中老年男性，走路不稳伴动作迟缓，双下肢活动欠灵活，并伴有言语不利、直立性低血压等症状，根据其临床特征表现，符合中医学痿证范畴。患者中老年男性，脾肾亏虚，气血精微化生不足，"肾主骨""脾主四肢"，肾精不足，髓海空虚，脾气亏损，难以维系筋骨肌肉运动，出现运动迟缓、行走不稳、言语不利、肢体失灵、血压波动、直立性低血压等诸症。周老强调临床应围绕关键症状确定治法及药物，其认为抓准主症是精准用药，迅速获效的基础，临证时应删繁就简，主症为首，方可切中病机，直指要害，并形成以"抓准主症、因症选药"的诊疗思路，将诊疗步骤简单化，重点化。多系统萎缩的疾病特点为病程较长，症状复杂，自身存在很多矛盾之处。本则医案中，患者舌脉虽是舌红、苔黄腻，脉滑提示有热象，但并见直立性低血压、尿潴留等症状，此均为一派阳虚温煦无力之象，若是单纯采用滋补肝肾之法，恐不能解决疾病主要矛盾。

因而周老舍脉取症，精准治疗，方中附子与少量肉桂性辛甘大热，能走又能守，取其"益火之源"，以补肾火助肾阳，亦助膀胱气化；蜜麻黄辛甘而温，功善温通经脉、助阳化气，一助肾之气化，二加强肾之固摄。生地黄、熟地黄、酒萸肉、鹿角霜补肾填精，滋补阴血，正如《神农本草经》言地黄"填骨髓，长肌肉"，《本草经集注》言山萸肉"强阴，益精，安五脏"；制巴戟天、锁阳、酒苁蓉填精益髓，温补元阳；人参、黄芪大补元气，健脾益气，正如《本草新编》言人参"补气之圣药，活人之灵苗也"，《本草易读》言黄芪"补虚弱，益元气，壮脾胃"；当归活血化瘀，养血充脉；杜仲、牛膝补肾强筋，壮骨利膝，《神农本草经》言杜仲"主腰脊痛，益精气，坚筋骨"，《本草经集注》言牛膝"主治四肢拘挛，膝痛不可屈伸，补中续绝，填骨髓"；同时佐以砂仁行气和胃，解滋补之腻，正如《雷公炮制药性解》言其"砂仁为行散之剂，故入脾胃诸经，性温而不伤于热，行气而不伤于克，太阴经要剂也，宜常用之"。牡丹皮清解郁滞，清心除烦；车前子疏利膀胱，利尿通滞，可解尿潴留，如《神农本草经》言其"主气癃，利水道小便，除湿痹"。诸药配伍补虚泻实，调补阴阳，填精益髓，温阳化气，方药配伍恰当，论治疗效明显。

（梁晓　徐榛敏）

第十五节
补益法治疗运动神经元病

周绍华教授根据运动神经元病肢体痿弱不用、肌肉萎缩的特点，多以"痿证"论治，认为该病属于骨痿、肉痿范畴，病机特点是脾肾亏虚、气血津精不足、肝肾不足为本，痰阻、血瘀、风动为标。

一、辨证分型

周绍华教授根据该病的病因病机、临床表现，临床上将运动神经元病分为以下证型。

（一）气血津液亏虚证

症见肌肉萎缩，四肢无力，肢体僵硬，筋惕肉瞤，舌体颤抖，舌肌萎缩，言语不清，吞咽障碍，呛水呛食，伴有神疲乏力，心悸气短，自汗，排便无力，数日一行。舌淡苔白，脉沉细。治以大补元气、益气养血，佐以强筋壮骨。方选十全大补汤加减。

（二）脾肾阳虚证

症见肌肉萎缩，四肢无力僵硬，肌肉跳动，舌体颤抖，吞咽障碍，呛水呛食，言语不清，伴见头晕，耳鸣，畏寒肢冷，精神萎靡。舌淡胖，苔白或腻，脉沉迟缓。治以温补脾肾、强筋壮骨，方选右归丸合四君子汤加减。

（三）肝肾阴虚证

症见肢体痿软无力，肌肉萎缩，筋脉拘急，筋惕肉瞤，形体消瘦，舌体颤抖，言语艰涩，吞咽困难，头晕，耳鸣耳聋，潮热盗汗，五心烦热。舌红少苔，脉细数。治以补肾填精、强筋壮骨。选用虎潜丸合玉女煎加减。

二、验案精选

周绍华教授强调治疗该病以辨病为主，结合辨证，且四诊合参，以症为重，必要时舍舌脉从症状。临床中结合该病的特点，气血津液亏虚、脾肾阳虚、肝肾阴虚本虚多见，所以仅在个别患者痰浊、瘀血等标实症状突出时以驱邪为主，大部分均以扶正为主，强调该病"本虚问题多，滋补不为过"。如果在辨证选用大补元气、补益气血、滋补肝肾等补益法的同时，各型患者若合并有肢体拘紧者，加用天麻、地龙祛风止痉，木瓜缓急止痛，萆薢通利关节。筋惕肉瞤严重者可加入虫类药，如全蝎、蜈蚣、白僵蚕、地龙息风止痉；肌肉萎缩、消瘦明显，加入阿胶、鹿角胶、龟甲胶、黄精、紫河车等补益精血。

案一：袁某，男性，57 岁。初诊：2012 年 8 月 4 日。主诉：四肢无力进行性加重 1 年。患者于 1 年前无明显诱因出现下肢无力，腰部酸困，逐渐加重，肌肉跳动、萎缩，外院诊断为"肌萎缩侧索硬化"，曾服用利鲁唑片、维生素 B 等治疗，病情无缓解。就诊时症见：双下肢无力，腰部酸困，不能行走，怕冷，下肢肌肉萎缩、跳动，肌张力增高，饮食正常，眠安，二便调。舌质淡红，苔薄黄，脉沉。西医诊断：运动神经元病。中医诊断：痿证，证属脾肾阳虚，肝血亏虚，治以温补脾肾、养血息风止痉。方用右归丸、四物汤加止痉散加减。处方：制附子 10g，桂枝 10g，鹿角胶 12g，熟地黄 30g，山药 12g，茯神 30g，生杜仲 12g，怀牛膝 15g，川续断 12g，淫羊藿 10g，当归 15g，白芍 30g，阿胶 10g，全蝎 3g，蜈蚣 3 条，僵蚕 10g，炙甘草 10g，紫河车 10g，红人参 10g，日 1 剂，连服 3 周。

二诊：2011 年 8 月 25 日。患者诉服药后双下肢较前有力，怕冷明显好转，仍腰部酸困，肌肉萎缩同前，时有头晕、腹胀，二便调。证属脾肾阳虚，治以温补脾肾、养血荣筋，仍采用右归丸加减。上方中去茯神、淫羊藿、阿胶，加砂仁 5g、川萆薢 10g、炒白术 12g，日 1 剂，连服 1 个月。

三诊：2011 年 9 月 25 日。自觉双下肢无力较前有所改善，腹胀、头晕明显好转，怕冷感消失。肌肉萎缩无明显加重，病情稳定，舌脉如前。证属脾肾阳虚，治以温补脾肾、益肾荣筋，仍以右归丸加减治疗，上方中去熟地黄、砂仁、炒白术，加茯神 30g、补骨脂 12g、锁阳 12g、黄精 30g，日 1 剂，连服 1 周。

按：患者年老体弱，后天之本失养，肾阳不足，不能温煦脾阳，脾肾阳虚，阳气虚衰不能鼓舞气血濡养筋脉，筋脉失荣以致大筋软短、小筋弛长，出现下肢无力，并见肌肉萎缩。脉沉为虚证之象，双下肢怕冷为阳虚之象。治宜温补脾肾、益肾荣筋。右归丸具有温补肾阳、填精补血之功效，主治元阳不足，精血虚冷之证。周绍华教授采用该方治疗肾阳亏虚，肾精不足所致的痿证。周绍华教授在临证时，加用续断、补骨脂、巴戟天以补肾强筋壮骨，脾阳虚重者可加入黄芪、炒白术、大枣等药加强健脾功效，血虚重者加用四物汤以养血柔肝，筋惕肉瞤严重者可加用全蝎、蜈蚣、僵蚕等虫类药及天麻以息风定搐。

案二：程某，男，53 岁。主诉：右上肢无力进行性加重 2 年。患者 2 年前无明显诱因出现右上肢无力进行性加重，伴肌肉跳动，某医院诊断为运动神经元病，未服用西药治疗。现症见：右上肢无力，筋惕肉瞤，心悸，气短，喉中有痰，色黄，眠差，面色晦暗。舌红苔黄腻，脉细数。西医诊断：运动神经元病。中医诊断：痿证，证属气血不足、血虚生风夹痰，治以补气养血，息风化痰止痉，方选十全大补汤加止痉散加味。处方：生晒参 10g，炒白术 12g，茯神 30g，川芎 10g，当归 12g，赤芍 12g，熟地黄 15g，生黄芪 30g，肉桂 5g，地龙 10g，天麻 12g，全蝎 3g，蜈蚣 3 条，远志 6g，化橘红 10g，甘草 10g。

二诊：服用上方 30 剂后，肌无力有所改善，肌肉跳动明显减轻，黄痰变白痰，上方去橘红、远志，加龟甲胶 12g、鹿角胶 12g、紫河车 10g 等有情之品补益精血。继服 30 剂，患者症状明显减轻。

按：脾主运化，主肌肉，为后天之本，气血生化之源，脾气不足，精血不能互相转化，精虚不能灌溉，筋骨血脉失于濡养，造成元气败伤是运动神经元病发病的关键。脾为气血生化之源，血虚生风，故出现筋惕肉瞤。周绍华教授善用十全大补汤加止痉散以补益气血、养血疏风。该方由八珍汤加炙黄芪、肉桂演变而来，重在温补气血。方中人参大补元气，常用于元气不足的体虚病人，黄芪补气固表，白术、茯苓、甘草补气助阳、健脾燥湿，白芍、肉桂养血柔肝、温肾助阳，熟地黄补血滋阴，当归补血活血。如有筋惕肉瞤者，加用天麻、地龙祛风，严重者可加入虫类药，如全蝎、蜈蚣、白僵蚕、地龙息风止痉。因患者首诊时咳吐黄痰，故暂不宜选用滋腻血肉有情之品，先用橘红、远志化痰。二诊时痰热已祛，方加用鹿角胶、龟甲胶、紫河车以补益精血。

案三：田某某，女，46岁。主诉：肌肉萎缩3年。患者3年前无明显诱因出现全身肌肉萎缩，筋惕肉𥆑，双手鱼际肌萎缩，形体消瘦，舌体颤抖，言语艰涩，吞咽困难，写字困难，头晕，耳鸣耳聋，潮热盗汗，五心烦热，眠差。舌红少苔，脉细数。西医诊断：运动神经元病。中医诊断：痿证，证属肾精不足、血虚生风，治以虎潜丸加止痉散加减化裁。处方：醋龟甲30g，牛膝15g，陈皮10g，熟地黄15g，锁阳10g，当归12g，知母10g，黄柏10g，白芍30g，黄精30g，石斛10g，丹皮10g，茯神30g，阿胶10g，紫河车10g，天麻10g，全蝎3g，蜈蚣3条，僵蚕10g，酸枣仁30g，合欢皮30g，炙甘草10g。

二诊：服用上方2个月余，患者自觉筋惕肉𥆑有所好转，肢体较前有力，以上方做水丸，长期服用，患者肢体无力有所恢复。

按：肾为先天之本，肾主骨生髓，藏精而主髓，肾精的主要功能是主人体的生长繁殖，是生命活动的基础物质。精亏髓减，肾精亏虚则骨脉失养，筋骨失于濡养而痿软无力。周绍华教授认为肾精不足是该患者发病的关键。周绍华教授善用虎潜丸加止痉散以补肾填精，养血息风，并加用阿胶、紫河车血肉有情之品滋补阴血。患者眠差，加用酸枣仁、合欢皮养心安神除烦。

（郭春莉）

第十六节
情志病诊治心得

现代社会竞争激烈，工作和生活压力增加，致使情志病成为常见病、多发病。情志病是指因七情而致的脏腑阴阳气血失调的一种疾病。周绍华教授认为情志病的诊治首抓核心病机，核心病机即疾病的本质，是在疾病发生、发展、转归过程中相对稳定的存在。周绍华教授在"心主神明"思想指导下，认为情志病的核心病机在于心神功能失调，临证重视精神症状问诊，在脏腑辨证的基础上，调心养心贯穿治疗始终，往往疗效甚佳。

一、从心论治情志病的理论基础

人的生命活动包括生理性活动和心理性活动两大类。《素问·灵兰秘典论》以比拟手法，用"君臣佐使"列举了十二脏腑的职能，而"心者，君主之官也，神明出焉"便是在形神合一论和藏象论的基础上，将人身之神依附于藏象之心。"凡此十二官者，不得相失也"；"心者，五脏六腑之大主也"；"主明则下安，主不明则十二官危。"心"神明出焉"的作用就在于保持十二官之间的协调关系，否则气化失常，百病随之而生。

《灵枢·本神》："心藏神，肺藏魄，肝藏魂，脾藏意，肾藏志……故生之来谓之精，两精相搏谓之神，随神往来谓之魂，并精出入谓之魄，所以任物者谓之心，心有所忆者谓之意，意之所存谓之志，因志而存变谓之思，因思而远慕谓之虑，因虑而处物谓之智。"结合现代心理学，"任物"是心神的核心功能，即观察获取外界信息，是所有信息的输入通道，是各种认知、情感活动的起始；"随神往来"是肝魂的核心功能，即对精神活动的启闭具有调节作用，管控着精神意识思维活动等信息的输入与输出；"并精出入"是肺魄的核心功能，"肺魄"为"附形之灵"，不能离开形体，是与生俱来的，即人本能的低级的非条件反射；"意之所存"是肾志的核心功能，即形成长期记忆的作用，除此之外还有主管人的记忆力、智力、注意力、恐惧和意志等多方面的内容；"因志而存变"是脾思的核心功能，即对内部和外部信息均具有加工作用，是信息加工处理的枢纽，是认知形成的关键环节。魂、魄、意、志是认知过程中神不同阶段的概括，均属于神的范畴，故均由心神所主。

《三因极一病证方论》明确提出"七情"概念："喜、怒、忧、思、悲、恐、惊。"七情分属五脏称为五志，《素问·阴阳应象大论》"心在志为喜，肝在志为怒，脾在志为思，肺在志为忧，肾在志为恐"。《类经·疾病类》："忧动于心则肺应，思动于心则脾应，怒动于心则肝应，恐动于心则肾应，此所以五志唯心所使也。"《类经》："凡情志之属，唯心所统。"《医醇賸义·卷二·劳伤》："然七情之伤，虽分五脏，而必归本于心。喜则伤心，此为本脏之病，过喜则阳气太浮，而百脉开解，故心脏受伤。至于怒伤肝，肝初不知怒也，心知其当怒，而怒之太过，肝伤则心亦伤也。忧伤肺，肺初不知忧也，心知其可忧，而忧之太过，肺伤则心亦伤也。思伤脾，脾初不知思也，心与为思维，而思之太过，脾伤则心亦伤也。推之悲也、恐也、惊也，统之于心。何独不然？故治七伤者，虽为肝、脾、肺、肾之病，必兼心脏施治，始为得之。"心神主导情志，一方面体现在生理状态下，正常情绪的产生，一方面体现在受到外界刺激时，情志变化强弱的调节。

综上，心神在认知过程和情绪过程中均处在主导的地位。周绍华教授主张"治病先治人，治人先治心"，《素问·五脏别论》"凡治病，观其志意与其病也"。临证时首先要问清楚患者的志趣远近、苦乐忧思，其次才是"观其病"，通过问诊"知其心，安其神，治其病"。强调"闭户塞牖，系之病者，数问其情，以从其意"。指出医师问诊时态度要专心，要尽可能排除干扰，同时要尊重患者的感情。问诊不仅在全面系统了解病情，获取病人资料中占有重要地位，并且具有健康教育和心理治疗的作用，从而达到对患者心理和生理双重的调摄效应，因情施治，方奏良效。《医方考》："情志过极，须以情胜，《内经》之言，百代宗之，是无形之药也，明者触类而旁通之。"这一点随着人们对社会心理致病因素的重视，显得越来越重要。

二、从心论治情志病的临证实践

《灵枢·本神》："心藏脉，脉舍神。"周绍华教授临证治疗情志病，调心养心贯穿始终，多从调和血脉、宁心安神入手。《灵枢·营卫生会》："血者，神气也。"心神功能的正常运转有赖于心血的生成和运行，临证治疗则从气、血两端着手。

心血虚一方面责之脾失健运，生血乏源，常见证型为心脾两虚，此类患者常表现为多思多虑，周绍华教授常选归脾汤（《济生方》）益气补血、健脾养心。若心烦重者，加莲子心、灯心草、黄连清心泻火；若便溏重者，加肉桂温运脾阳；若脏躁者，精神恍惚，悲伤欲哭可加用甘麦大枣汤（《金匮要略》）养心安神、和中缓急。

心血虚另一方面责之肝血亏虚，藏血失责，常见证型为心肝血虚，此类患者常表现为心烦急躁，周绍华教授常选四物汤（《医宗金鉴》）加酸枣仁、五味子养血和血、敛肝柔肝。若肝郁者，兴趣减退，情绪低落，可加用柴胡疏肝散（《景岳全书》）疏肝行气；若虚热重者，可改用酸枣仁汤（《金匮要略》）养血安神、清热除烦，加生地黄、麦冬养阴清热；心血虚久则及阴，出现心阴亏虚，阳气失约，上炎外越，症见五心烦热，夜间尤甚，周绍华教授常选天王补心丹（《摄生秘剖》）滋阴养血、补心安神，同时重视滋肾养肝，常合用杞菊地黄丸（《医级》），加灯心草、莲子心清心安神；心肾不交者，可换用黄连阿胶汤（《伤寒论》）合交泰丸（《韩氏医通》）养阴清热、交通心肾，加珍珠母、龙齿、紫石英潜镇安神；若同时兼有痰热，可根据阴伤和痰火的轻重，选用药性平和的化痰药如菖蒲、郁金、竹茹、远志等，以及滋阴而不恋邪的养阴药如生地黄、麦冬、北沙参、百合等。

心气虚推动气血运行无力，多与胆气虚失于升发相伴，此类患者常表现为胆怯易惊，周绍华教授常选安神定志丸（《医学心悟》）益气养神定志，同时，补心气多从补脾气入手，常选四君子汤（《太平惠民和剂局方》）益气健脾，可配用合欢花、玫瑰花、代代花等疏肝理气作用和缓的药物助心行血；心气虚久则及阳，周绍华教授临证常辛温、甘缓相合，辛温常选薤白、桂枝、川芎，甘缓常选甘草、酸枣仁、麦冬、五味子。

心火亢盛则迫血妄行，上扰神窍，此类患者常表现为兴奋躁狂，周绍华教授常选牛黄清心丸（《痘疹世医心法》）清热解毒、开窍安神，加用淡竹叶、车前子清利小便，使热从小便而解，也可适当配合丹参清心活血；同时实则泻母，加用龙胆草、夏枯草等平肝清肝，也可合用周绍华教授的经验方，同时也是西苑医院院内制剂的"郁舒颗粒"，方中酸枣仁养心补肝，柴胡疏肝解郁，栀子清热除烦，龙骨、琥珀安神定志。躁狂重者，如双相情感障碍或精神分裂患者，心火与痰浊相伴，上蒙清窍，扰乱心神，可加用滚痰丸（《丹溪心法附余》）降火逐痰。

（刘晓萌）

第十七节
周绍华从脾、肾、肝论治格林－巴利综合征

格林－巴利综合征（Guillain–Barré syndrome，GBS）是一种自身免疫介导的多发性神经根神经病，主要损害多数脊神经根和周围神经。发病率约为（0.81~1.89）/（10 万人·年），男性发病率高于女性，比例约为 3：2，病因尚不清楚。50% 的 GBS 患者有前驱感染病史，多因病原体激发机体免疫系统，产生抗体与神经细胞膜上的神经节苷脂发生交叉反应，引起神经脱髓鞘损害或神经传导的功能性阻滞。临床上表现为进行性上升性对称性麻痹、四肢软瘫，以及不同程度的感觉障碍。目前临床以免疫调节治疗为主，以丙种球蛋白及血浆置换为主要治疗方法。患者病情多在 4 周内达到高峰，虽经治疗，仍有 2%~12% 患者死亡和 15% 患者留下永久性残疾，因此亟须改进治疗策略，加快髓鞘再生，促进疾病恢复。

格林－巴利综合征，是以周围神经、神经根脱髓鞘病变、小血管炎性细胞浸润为病理特点的自身免疫性疾病。其症状多以肢体痿弱不用、肢体麻木为主，属中医学痿证范畴。其发病多因自身禀赋不足、素体亏虚，以致"正气亏虚于内"，加之"外邪相加于外"而发病。由从脾入手，兼顾肾、肝，常取得较好疗效。

一、由后天之本入手，"治痿独取阳明"

《素问·痿论》中提出"治痿独取阳明"的治疗原则，说明在治疗痿证中由阳明脾胃论治的重要性。阳明不仅包括"多气多血"的足阳明胃经，更包括与之互为表里，散精气于四肢五脏的脾脏，另有学者认为因小肠、大肠承担受盛、传化水谷之职，与中焦脾胃共同完成化生气血、营养周身的生理过程，故

而阳明当包括脾胃，乃至大小肠。由此可知"独取阳明"强调的是与消化功能相关的系列脏器，而非单一脾脏。由"阳明者，五脏六腑之海，主润宗筋，宗筋主束骨而利机关也"可知，阳明与骨骼、筋脉均密切相关，当其发生病理改变时，则表现为肢体痿软无力、四肢力弱，如"阳明虚则血气少，不能润养宗筋，故弛纵，宗筋纵则带脉不能收引，故足痿不用"所述。脾主四肢肌肉，为气血生化之源，《素问·太阴阳明论》言"今脾病不能为胃行其津液，四肢不得禀水谷气，气日以衰，脉道不利，筋骨肌肉皆无气以生，故不用焉"。治疗当从恢复脾胃之功能入手，益气补血为切入点，方用当归补血汤，取其气血互生之意；同时予桃红四物汤以养血活血，使气血补而不滞，且《理瀹骈文》提到"气血流通便是补"，气血充足有助于脾胃中枢之轮得以逐步恢复正常运转。脾虚则气血留滞，停而化瘀化湿，故痿证患者常有湿瘀阻络之象，表现为舌暗、苔黄或黄腻，脉沉或滑。湿邪亦易损伤筋经，如《素问·生气通天论》言"湿热不攘，大筋绠短，小筋弛长，绠短为拘，弛长为痿"，临床中如见苔厚腻、脉滑者，可在补脾基础上加用羌活、独活，既可以祛风湿，还能祛湿化浊，体现"风能胜湿"的法则，湿去则经络畅通，筋骨流利。清代张锡纯在《医学衷中参西录》中亦提出了瘀血致痿的病机，现代研究表明，血瘀是原发性骨质疏松症发病的重要病理基础，以上均说明瘀血亦是痿证的主要病机之一。针对此，治疗应健脾以除湿，加用白术、茯苓之类健脾，萆薢、木瓜等化湿通利关节，加用红花、桃仁以及活血通络之鸡血藤、地龙等药活血养血以祛瘀。

二、温补脾肾，先后天同调

周绍华教授总结其临证60余年经验，治疗痿证重视先后天，强调脾肾同治。肾中所藏之精气，是人体生长发育的原动力，肾藏精，易亏而难得，故顾护肾精尤为重要。患者脾虚日久损及先天之肾。《素问·脉要精微论》载"肾主骨，生髓，骨者髓之府，不能久立，行则振掉，骨将惫矣"，患者行走不稳，且以双下肢无力发病，四肢无力以下肢为重，此皆为肾虚之象。针对此类脾肾阳虚患者，周绍华教授善用右归丸化裁，以附子、肉桂温肾阳，鹿角胶血肉有情之品填肾精，菟丝子补阳益阴，熟地黄、山药、山茱萸、枸杞子养肝补脾、滋阴益肾，杜仲补益肝肾、强筋壮骨。周绍华教授常以杜仲、牛膝补肝肾强筋骨，治其下肢无力，补骨脂温肾阳以助脾阳，同时温阳可化寒湿以通络。

三、精血同源，肝肾同治

中医古籍中多从五行相生角度对肝肾同源进行论述，如《素问·阴阳应象大论》曰"肾生骨髓，髓生肝"。吴崑注曰："髓生肝，即肾生肝，水生木也。"张介宾《类经·藏象类》云："肝肾为子母，其气相通也。"而现代医学则对"肾生骨髓，髓生肝"作了进一步的诠释："髓"是肝肾同源的中心环节，其包括了脑髓、骨髓、精髓，其现代生物学基础为干细胞及其组织微环境，肝肾同源于脑、下丘脑—垂体—肝轴，肝肾同源于神经—内分泌—免疫网络。结合本病，肝肾之所主功能主要体现在筋、骨的作用上，筋于骨起到连接、约束的作用，骨为筋提供了支撑与附着之效，正如《灵枢·经脉》所述"骨为干，脉为营，筋为刚，肉为墙"。肾藏精，精生髓，髓养骨，肝藏血，血养筋，精血相互滋生，精血同源，如《张氏医通》曰"气不耗，归精于肾而为精，精不泄，归精于肝而为清血"。故患者在表现为肾虚之腰背酸痛时，亦有肝筋失养之四肢筋脉弛缓无力之表现。治疗中常加枸杞子、山茱萸等以肝肾同补，白芍养血柔肝缓急。

（梁晓）

第十八节

清热化痰、活血散结法治疗继发性癫痫

一、在病因病机方面的认识

继发性癫痫是指继发于其他疾病（如多种脑部疾病或代谢异常）的癫痫，即由其他疾病引起的癫痫。继发性癫痫的病因主要分为以下两类：一是脑内疾患，最常见的为脑血管病、颅内感染、颅内肿瘤、颅脑外伤、颅脑手术后遗症、脑局部瘢痕、脑积水等；二是脑外疾患：如低血糖、低血钙、窒息、休克、子痫、尿毒症、糖尿病、心源性惊厥及金属、药物中毒等。周绍华主任认为，癫痫的病因与惊恐、积痰、火郁、先天因素相关，其中以积痰最为主要，痰与癫痫的发病最为密切，有"无痰不作痫"之说，如叶天士《临证指南医案·癫痫门》所说："痫证或由惊恐，或由饮食不节，或由母腹中受惊，以致脏气不平，经久失调，一触积痰，厥气内风，卒焉暴逆，莫能禁止，待其气反然后已。"初病实证，多由痰热迷塞心窍所成，久病虚证，多由痰湿扰乱神明所致。热痰可由气郁化火，火邪炼液成痰，或过食肥甘厚味，损伤脾胃而生。癫痫病反复发作，痰湿郁久化热生风更易诱发癫痫。基于辨病与辨证相结合的学术思想，对于继发性癫痫，在痰浊的基础上，往往伴随有痰瘀互结的病理机制。

二、治疗法则及组方用药特点

基于上述对病因病机的认识，周绍华教授在临床上治疗继发性癫痫常以清热化痰、活血散结、息风止痉为治疗方法。清热化痰以温胆汤、涤痰汤为主要应用方剂。温胆汤药物组成：半夏、竹茹、枳实、陈皮、甘草、茯苓、生姜、大枣。本方为治疗胆郁痰扰所致不眠、惊悸、呕吐以及眩晕、癫痫证的常用方。临床应用以心烦不寐、眩悸呕恶、苔白腻、脉弦滑为辨证要点。周绍华教授在临床上灵活运用温胆汤，如黄连黄芩温胆汤、柴胡黄连黄芩温胆汤、柴胡竹叶温胆汤、柴胡人参当归温胆汤，以加强清热、解郁作用。涤痰汤治疗风痰，功能豁痰清热、利气补虚。主治心脾不足，风邪乘之，痰与火阻塞其经络而致中风痰迷心窍，舌强不能言。方中人参、茯苓、甘草补益心脾而泻火；陈皮、胆南星、半夏利气燥湿而祛痰；竹茹清燥开郁；枳实破痰利膈；菖蒲开通心窍。周老用涤痰汤治疗癫痫因其具有清热化痰开窍，兼补心脾之功。临证时常以橘红易陈皮，认为陈皮偏入脾肺，理气和胃，兼能化痰，而橘红化痰的作用大于陈皮。礞石也是周老治疗癫痫的常用药，用来治疗顽痰所致癫狂惊痫，兼见咳嗽喘急，痰涎上壅者。息风止痉以止痉散为主，善用虫类药，如全虫、蜈蚣、僵蚕、地龙等。虫类药具有活血化瘀、破血攻坚、息风定惊、搜风止痛、祛风止痉、行气和血等功效，全蝎主入肝经，性善走窜，既平息肝风，又搜风通络，有良好的息风止痉之效，为治痉挛抽搐之要药，常与蜈蚣同用。此外，周绍华教授还常常在处方时加用天麻、皂角刺。天麻具有息风止痉、平肝潜阳、祛风通络之功，临床常用于小儿惊风、癫痫、抽搐等病证。皂角刺功能搜风，拔毒，消肿，排脓，原为外科常用药。但在《本草崇原》中记载此药"祛风化痰，败毒攻毒。定小儿惊风发搐，攻痘疮起发，化毒成浆"。

周绍华教授在治疗继发性癫痫时注重辨病与辨证相结合的治疗原则，活血散结与清热化痰并用。对于脑血管病后继发性癫痫加用活血化瘀，脑肿瘤引起的继发性癫痫加用软坚散结。活血化瘀选方以桃红四物汤、血府逐瘀汤为主，桃红四物汤以祛瘀为核心，辅以养血、行气。全方配伍得当，使瘀血去、新血生、气机畅，化瘀生新。血府逐瘀汤组方是由桃红四物汤合四逆散加牛膝、桔梗而成，功效活血祛瘀，行气止痛。在神经系统疾病中常用于治疗癫痫、头痛、神经衰弱综合征、脑外伤后遗症、脑血管病等。常加用三棱、莪术、三七粉等破血逐瘀，贝母、橘红化痰软坚散结。

继发性癫痫常因紧张、睡眠障碍、情绪不舒、受惊吓后而诱发，因此周老认为在治疗继发性癫痫时在清热化痰、活血散结、息风通络基础上，须加用镇惊安神药物，如琥珀粉、珍珠粉、安神定志丸等加减养心安神。琥珀粉有镇惊活血之功。常用于治疗惊风、癫痫。处方时以琥珀粉每日 1.5g，随群药分两次冲服。珍珠粉内服具有镇心安神、清心肝之热的作用，常用于治疗失眠、癫痫。处方时每日 0.6g，随群药分两次冲服。安神定志丸为治疗失眠常用的方剂，方中朱砂、龙齿重镇安神，远志、石菖蒲入心开窍，除痰定惊，同为主药；茯苓、党参健脾益气，协助主药宁心除痰。周老在治疗癫痫时应用此方取其重镇安神、补益心脾之功，用于痰热内扰心神，兼有心脾不足之象者，因癫痫患者需长期服药，朱砂中含有汞为有毒物质，在处方时不用该药。

三、典型医案

患者，男，20 岁，2011 年 9 月 13 日初诊。患者于 2010 年 7 月头外伤后脑出血，随后发作癫痫，全身抽搐，意识不清，双目上视，口吐白沫，当时诊断为继发性癫痫，未予抗癫痫药物治疗。2011 年 10 月无明显诱因癫痫大发作 2 次，症状与前相同，因恐西药抗癫痫药各种不良反应拒服西药。就诊时头晕沉，时有头痛，胸脘痞闷，心烦，乏力，精神萎靡，纳呆，睡眠正常，二便正常。舌质正常，舌苔黄腻，脉弦细。中医诊断：痫证；辨证：痰热上扰。治疗清热化痰定搐，活血散结。以温胆汤合止痉散合桃红四物加减。处方如下：法半夏 9g，橘红 10g，茯神 30g，胆南星 10g，竹茹 10g，枳实 10g，皂角刺 5g，郁金 10g，石菖蒲 10g，浙贝母 10g，红花 10g，当归 12g，赤芍 12g，全蝎 3g，蜈蚣 3 条，地龙 10g，远志 6g，金礞石 30g（先煎），炙甘草 10g，天麻 10g，莲子心 5g，琥珀粉 1.5g（分冲）。连服 40 剂。

二诊：2011 年 10 月 25 日，服前方后，癫痫未再发作，头晕沉好转，无头痛，胸脘痞闷好转，精神状态明显好转，偶有心烦，口干，饮食正常，二便正常。舌尖红，苔薄黄，脉弦细。处方：前方去枳实，加白芍 15g 滋阴柔肝，三棱活血散结。连服 40 剂。

三诊：2011 年 12 月 6 日，癫痫未发作，无不适主诉，舌红苔薄黄，脉弦细，前方去皂角刺、金礞石，再服 30 剂。1 个月后复诊，仍未发作癫痫，停药。

按：该病例为脑外伤后出血所致继发性癫痫，按痰瘀辨证。痰瘀互结，化热生风发为癫痫，痰浊上扰清窍而头晕沉，头痛，痰热中阻出现胸脘痞闷，乏力，精神萎靡，纳呆，痰热内扰心神表现为心烦。舌质正常舌苔黄、脉弦细为痰热之象。在为本例患者处方时，充分体现了周老辨病与辨证相结合的临床思路。颅脑外伤引起脑出血，血溢脉外，日久转化为瘀血积于脑内。因此在清热化痰、息风定搐的基础上加用四物汤、三棱、浙贝母等养血活血散结。舌尖红为心火上炎表现，加莲子心清心火。全方共奏清热化痰、活血息风定搐之功，收到良效。

（司维）

第十九节
活用调理冲任法治疗中老年女性抑郁症经验

在临床中诊治的抑郁症患者中，每一个患者症状有相似之处，但亦有差别，结合中老年女性心理及生理特点，周绍华教授在临床中针对这一类抑郁症患者，将辨证与辨病相结合，提出了在辨证用药基础上结合二仙汤调理冲任的思想，同时却又不拘泥于传统方剂，依据现代药理及女性生理基础，活用二仙汤拆方，取得了很好的临床疗效。

一、抑郁症的病因病机

抑郁症是心境障碍的主要类型，以显著而持久的心境低落为主要特征，临床表现较多，但大部分以情绪消沉、活动意志减退、思维动作缓慢为主，甚至出现躯体化障碍、悲观自卑、自杀倾向等表现，部分患者同时合并焦虑症，严重者可出现幻觉、妄想等精神症状。该病以发病持续时间长、易复发等为特点。目前西医治疗以常规应用的"五朵金花"抗抑郁药物为主，这一类药物疗效好、用药相对简单，但是中老年女性存在药物代谢慢、不良反应耐受力低等特点，所以在抗抑郁药物的选择上有一定的局限性，同时，抗抑郁药物存在起效慢、服药时间长、不良反应大、依赖性强等特点，且多数患者依从性差，甚至不愿接受西药治疗，于是部分抑郁症以及仅有抑郁状态的患者转而寻求中医药的治疗。

中医学并没有抑郁症的病名，其临床表现与"郁证""不寐""脏躁""心悸"等相似。何谓"郁"？《医贯·郁病论》云"郁者，郁而不通之义"，表示气机郁滞为其主要的病机。而广义的郁证包含了外邪和内伤等因素。丹溪曰：气血冲和，百病不生，一有怫郁，诸病生焉。其证有六：曰气郁、湿郁、热郁、痰郁、血郁、食郁。朱丹溪由此揭示了郁证的病因，与饮食、环境、体质均有一定的相关性。而明代的孙一奎在《赤水玄珠》中依据《内经》中的"木郁达之，火郁发之，土郁夺之，金郁泄之，水郁折之"，将五行与五脏相关联，使郁证的病因扩展至气血脏腑功能郁滞不畅。而狭义的郁证病因为情志不舒，《医学正传》首次应用郁证作为病名。古代医学的"郁证"范围更广泛，涵盖了西医学的抑郁症、焦虑症、神经官能症等疾病。

二、女性抑郁症与内分泌代谢的关系

美国国立精神卫生研究所的流行病学调查表明，女性抑郁症的患病率高达8%，是男性抑郁症的1.7倍。女性抑郁症患者可能存在"下丘脑— 垂体 – 性腺轴"功能紊乱状态。促性腺激素释放激素（GnRH）分泌的减少和促黄体生成素（LH）的增多，均可导致性腺轴的失衡，导致卵巢功能衰退。有研究表明，女性抑郁症的发生也与雌激素有着密不可分的关系。

三、调理冲任与女性抑郁症的关系

自古治疗郁证方剂多以疏肝解郁、养心安神、益气健脾、交通心肾为主。周老治疗中老年女性抑郁症患者在常规的辨证治疗基础之上结合调理冲任，取得了较好的疗效。根据郁证的病机，大部分郁证患者以肝郁为主要证型，《类证治裁·郁证》云"七情内起之郁，始而伤气，继必及血"，怒则伤肝，思则伤脾，恐则伤肾。郁证初期多为实证，为气分郁结，日久则易生痰湿，致痰气郁结，迁延难愈；若气郁闭于内，则郁而化火，阴虚内热，心肾阴虚；若不能及时加以用药，进而耗伤气血，演变为虚证，则气血不足，气机失调，见心失所养、脾气失运。此时若仅仅予疏肝、养心、健脾、益肾等方药，仅可缓解部分症状，但气血失养不能得以弥补，尤其是女性先天以气血冲任为本，调理冲任不是仅适用于妇科疾病，同样可应用在女性其他慢性病。通过大量的临床观察，周老选用二仙汤加减以调理冲任，并活用二仙汤拆方，以针对不同主症的女性郁证患者。

二仙汤全方仅有六味中药，可分为温肾益精、调理冲任的仙茅、仙灵脾、巴戟天、当归和滋阴泻火的知母、黄柏组药。其中仙茅、仙灵脾为君药，能够温肾阳，补肾精，辛温助命门而达冲任之效；知母、黄柏为佐，滋肾阴而泻虚火，既能治疗肾阴不足之虚火上炎，又可缓解仙茅、仙灵脾的辛热。

四、典型案例

案一：董某某，女，43岁，于2019年2月1日就诊。主诉"失眠、情绪低落1年余，加重1个月"。患者1年余前因家中变故后逐渐出现失眠，睡眠质量差，多梦，易早醒，并伴有自觉委屈，情绪低落，不愿与人沟通交流，且伴有心烦、脾气急躁、易怒等症状，间断口服中成药等后效果不佳。近1个月患者自觉心悸、气短，疲乏无力，时有胸闷、胸胁胀满，善太息，日间倦怠，自诉心中燥热，但时常畏寒肢冷，喜蜷卧。近半年来患者月经紊乱，且行经后错，量少。舌体胖，边有齿痕，舌苔白，脉沉细。中医诊断：郁证；西医诊断：抑郁状态。患者拒绝西药治疗。周老辨证为心脾两虚、肝气郁滞，冲任失调，治以调理心脾、调理冲任，佐以疏肝解郁为法，方以归脾汤、二仙汤、二至丸、菖蒲郁金汤加减化裁。具体方药如下：炙黄芪30g，炒白术12g，党参12g，麦冬12g，五味子6g，当归12g，白芍15g，木香10g，茯神30g，石菖蒲10g，郁金10g，柴胡10g，仙茅6g，仙灵脾10g，女贞子12g，墨旱莲10g，巴戟天10g，酸枣仁30g，合欢皮30g，炙甘草10g，大枣15g。每日1剂，水煎服，共7剂。1周后患者复诊，睡眠质量及情绪较前有所改善，与人交谈渐多，胸闷心悸、心中燥热及疲乏感有所减轻，诉纳差，二便尚可，舌胖，边有齿痕，舌苔薄白，脉沉细。周老认为患者气虚之象已有改善，气血渐盛，故于上方加川芎之血中气药以活血行气，患者纳差，加炒三仙健脾消滞。

按：该患者为中年女性，思虑过度及劳累过度，伤及心脾，病久及肝，痹阻肝脉，肝失疏泄条达，致情志不遂，故出现失眠、情绪低落、情绪不宁、善太息等症状。后由于未及时诊治，进一步导致气机失和，郁而不舒，同时忧思伤脾，脾气亏虚，则运化失司，气血生化无源，进而耗伤心血，致心脾两虚，可见心悸、气短、疲乏无力，故以归脾汤健脾养心、补益气血；加柴胡、木香疏肝理气。周老认为石菖蒲能使人不倦，患者日间倦怠，而夜间不眠，予石菖蒲及郁金开窍豁达去郁；加合欢皮以清心除烦。同时患者已至六七，《素问·上古天真论》曰"三阳脉衰于上，面皆焦，发始白"，天癸渐衰，加之气血亏虚则血运不济，则见月经后期，故以二仙汤拆方，去黄柏、知母，以调理冲任、补肾活血；加女贞子、墨旱莲滋补肾阴。

案二：金某某，女，63岁，于2018年10月31日来诊。主因"头晕、胸闷2年，加重伴情绪低落半年"就诊。患者2年前因生气后间断出现头晕，易受惊吓，眠差，噩梦多，时有胸闷气短、心悸、恶心等，多次于医院完善相关检查未见明显异常。半年前患者再次因生气及情绪激动后出现上述症状加重，并伴有情绪低落，欲哭，善太息，胆小，坐卧不安等，伴有心烦，易怒，脾气急躁，手足心热，自觉口周麻木，口干，偶有咳嗽咯痰等，大便干，舌暗，舌根黄，少苔，边有瘀斑，脉细滑。中医诊断：郁证；西医诊断：抑郁状态。周老辨证为阴虚夹痰、心阴不足，治以清热化痰、养心安神、解郁除烦，佐以调理冲任。方以天王补心丹合二仙汤加减化裁。具体方药如下：柏子仁10g，天冬12g，麦冬12g，生地黄12g，玄参10g，合欢花10g，仙茅6g，仙灵脾10g，知母10g，黄连6g，当归10g，姜半夏10g，竹茹10g，生石膏30g，黄芩12g，炒栀子10g，柴胡10g，茯神30g，远志6g，酸枣仁30g，14剂，水煎服，日1剂。2周后患者复诊，头晕、胸闷、心烦、口干及燥热感明显减轻，心情明显好转，仍遇事犹豫不决、胆小，未再诉噩梦，但睡眠差，时有耳鸣，自觉眼干、两胁肋不适，舌暗，苔黄微腻，脉滑。周老考虑患者阴虚之象已减，此时以肝胆实热为主，故停前方，更换为龙胆泻肝汤合二仙汤拆方加减，治以清利肝胆，佐以安神定志、重镇潜阳。具体方药如下：龙胆草10g，生石膏30g，栀子10g，柴胡10g，生地黄15g，车前子10g，泽泻12g，仙茅6g，仙灵脾10g，黄连6g，当归12g，知母10g，夏枯草10g，决明子30g，灵磁石30g，寒水石30g，灯心草3g，合欢花15g，酸枣仁30g。7剂，水煎服，日1剂。

按：该患者老年女性，已过七七，天癸竭，肾气虚，冲任虚衰，情绪激动后仍忧伤过度，耗伤阴血致心肾阴虚，心阴不足，则见心悸气短；阴虚风动，上扰清窍，则见头晕；患者初始出现症状时未治疗，加之反复情绪激动，致病情迁延，虚火内扰，阴虚而生内热，肝郁不舒，则出现情绪低落、失眠、易惊吓、胆小、反复噩梦等；热则生痰，痰热扰心，故见心烦易怒、口干、手足心热等症。《古今名医方论》曰:"心者主火,而所以主者,神也;神衰则火为患,故补心者,必清其火而神始安。"故周绍华教授选用天王补心丹化痰清热、养心安神,同时佐以二仙汤拆方调理冲任,李时珍曰:"仙灵脾味甘气香,性温而不寒,能益精气。"仙茅、仙灵脾虽性温,但予黄连去心火,加半夏、竹茹、黄芩加强清热,患者服药后并未出现燥热之症,反而起到共奏滋阴清热安神之功。而二诊时患者阴虚之象明显减轻,心烦、口感及手足心热均明显缓解,出现眼干、急躁、两胁肋胀等症,表明此时虚热已退,肝胆实火明显,故更方为龙胆泻肝汤,同时仍合用二仙汤加减,在清泄肝胆实热的基础上继续佐以调理冲任。

五、结语

郁证辨证多样,临床以肝郁、阴虚、心脾两虚常见,而女子以津、血为养,以肾为根本,任脉调阴经气血,冲脉为五脏六腑之海,冲任二脉调和则女性脏腑之病易于恢复。从周绍华教授的临证经验中可以看出,女性郁证患者以脏腑气虚不足、阴阳不调者,在辨病辨证的基础上佐以二仙汤调理冲任,尤其是主要应用仙茅及仙灵脾以温补脾阳、肾阳、补肾固涩,虽然以上案例患者均有热证,以二仙汤后并未加重热象,所以在临床中合理地辨证及加减拆方,也可以起到事半功倍的效果,提高临床疗效。

(刘洋)

第二十节

基于中医传承辅助平台探讨偏头痛用药经验

偏头痛是一种反复发作的以一侧或两侧疼痛为主的头痛，常伴有恶心、呕吐，是神经内科常见病、多发病。偏头痛在中医学中属于"首风"及"偏头风"等范畴，中医药因其可以减少偏头痛患者发病的次数，减缓发病时头痛程度，且不良反应少，并能提高患者生活质量等特点，得到了广大患者的认可。现运用中医传承辅助平台挖掘周绍华教授的组方用药规律并结合临床验案数则，以期为中医药治疗偏头痛的临床及科研工作提供借鉴。

一、资料与方法

（一）一般资料

选择周绍华教授 2016 年 1 月 1 日—2021 年 9 月 30 日特需门诊诊治的 75 例偏头痛患者作为研究对象，收集 75 个处方进行分析。所有病人在研究前均签署知情同意书。

（二）分析软件

"中医传承辅助系统（V3.0）"软件由中国中医科学院研发并提供，该软件具有频次统计、关联规则分析、聚类等算法，可有效地将中医处方进行进一步挖掘。

（三）中药处方的录入与核对

将筛选后的门诊偏头痛用药处方录入"中医传承辅助系统（V3.0）"软件。录入处方后，由独立的双人负责处方数据的审查，以保证处方数据的准确。

（四）数据分析

1. 提取数据源

在"中医疾病"项中填写"偏头痛"，提取出偏头痛的全部用药处方。

2. 频次统计分析

将偏头痛用药处方中每味中药的频次由大到小排序，然后将"频次统计"结果导出。

3. 组方规律分析

分别将"支持度个数"设置为65，"置信度"设置为0.95，按照药物组合频次由大到小进行排序，"规则分析"分析药物组合的关联规则。

4. 核心处方分析

选择合适的相关度和惩罚度，进行"提取组合"，可发现治疗偏头痛的核心中药组方。

二、研究结果

（一）用药频次

1. 中药使用频次

统计75首偏头痛中药处方的中药使用频次，频次大于30的为24味中药，前五位分别是当归、川芎、菊花、炒蔓荆子、柴胡（表1）。

表1　偏头痛处方高频中药频次分析

编号	中药	频次	编号	中药	频次
1	当归	95	13	赤芍	50
2	川芎	91	14	姜半夏	47
3	菊花	87	15	炙甘草	46
4	炒蔓荆子	82	16	防风	44
5	柴胡	81	17	葛根	41

编号	中药	频次	编号	中药	频次
6	炒酸枣仁	78	18	薄荷	40
7	细辛	76	19	制远志	39
8	生甘草	59	20	党参	38
9	红花	53	21	天麻	38
10	麸炒白术	52	22	生地黄	36
11	茯神	51	23	白芷	33
12	黄芩	51	24	桑叶	30

2. 药物种类使用频次

对周绍华教授 75 首偏头痛处方中的药物种类频次进行统计，使用解表类中药最多，为 465 次（表 2 ）。

表 2　偏头痛处方药物种类使用频次

编号	功效	频次
1	解表类	465
2	补虚类	279
3	清热类	279
4	活血化瘀类	207
5	安神类	75
6	利水渗湿类	59
7	平肝息风类	59
8	理气类	49
9	开窍类	28
10	化湿类	23
11	化痰止咳平喘类	12
12	收涩类	9
13	止血类	7

编号	功效	频次
14	温里类	5
15	泻下类	3

3. 药物性味归经统计分析（图 1）

中药归经统计分析：归经主要集中于足厥阴肝经、手少阴心经、手太阴肺经、足太阴脾经等。

药物四气统计：温性药物使用频次为 581 次，寒性药物使用频次为 511 次，平性药物使用频次为 274 次，凉性药物使用频次为 96 次，热性药物使用频次为 16 次。

药物性味统计：甘味药物使用频次为 745 次，辛味药物使用频次为 714 次，苦味药物使用频次为 698 次，酸味药物使用频次为 128 次，咸味药物使用频次为 43 次。

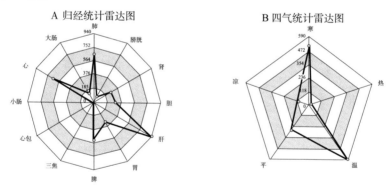

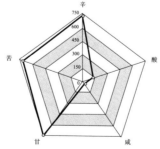

图 1　偏头痛药物四气、五味、归经统计分析

（二）组方规律分析

将药物组合频次由高到低排序，前五位分别是"当归 – 川芎""川芎 – 菊花""川芎 – 炒蔓荆子""当归 – 菊花""当归 – 炒蔓荆子"（表3）。分析所得药对的用药规则为川芎、柴胡与当归组合频次最多（表4），关联规则网络展示可见当归、川芎、柴胡、炒蔓荆子、菊花关联密切（图2）。

表3 处方中药组合出现频次＞65的药物组合

编号	中药	频次	编号	中药	频次
1	当归，川芎	83	12	川芎，柴胡	70
2	川芎，菊花	77	13	炒蔓荆子，柴胡	69
3	川芎，炒蔓荆子	77	14	川芎，菊花，炒蔓荆子	69
4	当归，菊花	77	15	菊花，柴胡	69
5	当归，炒蔓荆子	76	16	当归，川芎，柴胡	68
6	当归，柴胡	76	17	当归，菊花，炒蔓荆子	68
7	菊花，炒蔓荆子	74	18	川芎，炒蔓荆子，柴胡	66
8	当归，川芎，炒蔓荆子	73	19	川芎，细辛	66
9	当归，炒酸枣仁	71	20	当归，炒蔓荆子，柴胡	65
10	当归，川芎，菊花	71	21	当归，川芎，菊花，炒蔓荆子	65
11	当归，细辛	71	22	川芎，炒酸枣仁	65

表4 处方中药物组合关联规则（置信度为0.95）

编号	规则	置信度	编号	规则	置信度
1	川芎，柴胡 – 当归	95	13	当归，炒蔓荆子 – 川芎	50
2	菊花，细辛 – 当归	91	14	川芎，菊花，炒蔓荆子，柴胡 – 当归	47
3	炒蔓荆子，柴胡，细辛 – 川芎	87	15	当归，菊花，炒蔓荆子，柴胡 – 川芎	46
4	川芎，柴胡，细辛 – 炒蔓荆子	82	16	川芎，菊花，细辛 – 炒蔓荆子	44

编号	规则	置信度	编号	规则	置信度
5	炒蔓荆子,柴胡—川芎	81	17	川芎,炒蔓荆子,细辛—当归	41
6	当归,菊花,炒蔓荆子—川芎	78	18	当归,炒蔓荆子,细辛—川芎	40
7	柴胡,细辛—当归	76	19	当归,川芎,细辛—炒蔓荆子	39
8	川芎,菊花,柴胡—当归	59	20	川芎,炒蔓荆子,炒酸枣仁—当归	38
9	炒蔓荆子,细辛—当归	53	21	炒蔓荆子,炒酸枣仁—当归	38
10	菊花,炒蔓荆子,柴胡—川芎	52	22	炒蔓荆子,细辛—川芎	36
11	川芎,炒蔓荆子,柴胡—当归	51	23	川芎,柴胡,细辛—当归	33
12	当归,炒蔓荆子,柴胡—川芎	51	24	柴胡,炒酸枣仁—当归	30

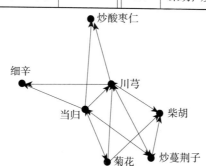

图2　支持度为65,置信度为0.95条件下的网络展示图

（三）基于k-means算法 + 聚类算法分析偏头痛处方核心组合

表5　偏头痛处方核心组合

编号	核心组合	频次
1	当归,炒酸枣仁,柴胡,菊花,川芎	47
2	当归,川芎,细辛,炒蔓荆子,赤芍	23
3	菊花,川芎,当归,炒蔓荆子,柴胡	37

三、讨论

本研究使用中医传承辅助系统（V3.0）分析周绍华教授诊治偏头痛的用药经验及组方规律。经过统计分析可见周绍华教授常使用当归、川芎、菊花、炒蔓荆子、柴胡、炒酸枣仁、细辛、生甘草、红花、麸炒白术、茯神、黄芩、赤芍、姜半夏、炙甘草、防风、葛根、薄荷、制远志、党参、天麻、生地黄、白芷、桑叶等药物治疗偏头痛，这些药物多为解表类、补虚类、清热类、活血化瘀类、安神类、利水渗湿类、平肝息风类、理气类、开窍类等。气味归经多为温性药物及寒性药物、甘味药物、辛味药物及苦味药物，归经主要集中于足厥阴肝经、手少阴心经、手太阴肺经、足太阴脾经等。常用的中药药对为当归、川芎，川芎、菊花，川芎、炒蔓荆子，当归、菊花，当归、炒蔓荆子，当归、柴胡，菊花、炒蔓荆子，当归、川芎、炒蔓荆子，当归、炒酸枣仁，当归、川芎、菊花，当归、细辛。经过聚类分析，常用药对包括：川芎、柴胡—当归，菊花、细辛—当归，炒蔓荆子、柴胡、细辛—川芎，川芎、柴胡、细辛—炒蔓荆子。基于kmeans算法及聚类分析的核心组合有：①当归，炒酸枣仁，柴胡，菊花，川芎；②当归，川芎，细辛，炒蔓荆子，赤芍；③菊花，川芎，当归，炒蔓荆子，柴胡。

周绍华教授认为许多医者仅仅拘于头痛"高颠之上，唯风可到"之说，治疗屡用风药而无效。尤在泾记载："患头痛者，血必不活，而风药最能燥血，故有愈治而愈甚者。此其要者，尤在养血，不可不审也。"《景岳全书》记载"治风先治血，血行风自灭"及"阴虚头痛，即血虚之属也，凡久病者多有之。其证多因水亏，所以虚火易动，火动则痛，必兼烦热、内热等症，治宜壮水为主"。因此，周绍华教授认为"脉络瘀阻，脑失所养"为基本的病机所在，治疗均以祛风通络、活血化瘀、养血和血安神为基本原则，选用加味四物汤为基本方。

周绍华教授认为偏头痛患者常常伴随失眠，这与目前的研究相符，偏头痛与失眠常常同时并存或前后发生，严重影响人类的生活质量。患有偏头痛或头痛兼有睡眠障碍的人往往会遇到更严重的症状，导致其生活质量降低。有研究表明失眠患者患偏头痛的风险增加，偏头痛患者患失眠的风险也增加，两者呈正相关，这种显著的双向共病表明两者有共同的病理生理机制。因此，周绍华教授特别重视安神药物的使用，如酸枣仁、石菖蒲、合欢皮等，改善患者睡眠的同时缓解头痛相关症状。

基于以上特点及核心组方筛选出头痛核心处方如下，即当归、川芎、赤芍、蔓荆子、菊花、柴胡、细辛、酸枣仁8味中药。当归味甘、辛、温，归肝、心、脾经，补血、活血、调经止痛、润燥滑肠。川芎辛，温，入肝、胆经，行气开郁，祛风燥湿，活血止痛。赤芍苦，微寒，归肝经，清热凉血，散瘀止痛。蔓荆子辛、苦，微寒，归膀胱、肝、胃经，疏散风热，清利头目。菊花甘、苦，微寒，归肺、肝经，散风清热，平肝明目。柴胡苦，微寒，归肝、胆经，和解表里，疏肝，升阳。酸枣仁甘、酸，平，归肝、胆、心经，补肝，宁心，敛汗，生津。细辛辛、温，归心、肺、肾经，祛风散寒，通窍止痛。诸药合用，补血活血，祛风止痛安神。

通过中医传承辅助平台系统对周绍华教授用药规律分析，可以看出中药治疗偏头痛是以补血活血、祛风止痛安神为主要治则，核心方药包括当归、川芎、赤芍、蔓荆子、菊花、柴胡、细辛、酸枣仁等，为进一步探索周绍华教授治疗头痛的经验奠定了基础，同时也为偏头痛的临床诊疗及相关新药研发提供了参考，但其结果仍需临床进一步验证。

（周波）

第二十一节
重症肌无力临证经验

重症肌无力是一种神经—肌肉接头传递功能障碍的获得性自身免疫疾病，周绍华采用中药治疗重症肌无力取得了较好疗效，现将周绍华教授的临证经验介绍如下。

一、肾精亏虚为发病基础，补肾为治疗关键

重症肌无力属中医学"痿证""睑废"等范畴。最早对"痿证"进行详细论述的为《素问·痿论》，"五脏使人痿，……肺主身之皮毛，心主身之血脉，肝主身之筋膜，脾主身之肌肉，肾主身之骨髓，故肺热叶焦，则皮毛虚弱急薄，著则生痿躄也，……肾气热，则腰脊不举，骨枯而髓减，发为骨痿"，认为痿是由于五脏气热，耗损气血津液，五体失濡养而致。隋代巢元方在《诸病源候论》中指出，痿证的病因分内外两方面，内因为脾气虚弱，外因为感受风邪，脾气亏虚不行胃之水谷之气，四肢肌肉失于濡养，故发为痿。金代李东垣在《兰室秘藏》中指出"脾胃虚损"为痿证的发病关键，并创立了治疗痿证的名方"补中益气汤"，被后世医家沿用至今。

周绍华教授"师于古而不拘泥于古，师其意而不师其迹"，提出重症肌无力的主要病机为肾精亏虚，其病因主要为先天禀赋不足，肾气亏虚，加之后天饮食劳倦过度伤及脾胃，日久累及肝肾，出现肝、脾、肾俱虚。脾主运化，为气血生化之源，全身的肌肉都需要脾运化的水谷精微来濡养，肌肉才能发达丰满、强健有力。若脾气虚弱，运化失司，水谷精微不能达于四肢肌肉，故出现四肢痿软无力，行走不能；眼睑为肉轮，属脾，脾虚则眼睑下垂，抬举困难；瞳孔为水轮，属肾，肾精亏虚则瞳神失养，故出现视物成双；肝开窍于目，肝

血亏虚，目失所养，故出现视物不清；病久不愈，阴阳失调，气阴两虚，甚至元气衰败，出现呼吸困难，痰涎壅盛，脉微欲绝。综上，重症肌无力的病位在肝、脾、肾三脏，主要病机为肾精亏虚，因此，补肾为治疗关键，常选用右归丸方加减，常用药物为山药、山萸肉、熟地黄、怀牛膝、杜仲、仙茅、淫羊藿、鹿角胶、巴戟天、炙黄芪、生晒参等。

二、病证结合，合理辨证为治疗要点

周绍华教授认为，重症肌无力的中医分型应采用病证结合的模式进行，即参照重症肌无力的西医学分型，结合四诊特点进行中医辨证分型。重症肌无力大致可分为肝肾亏虚、中气不足、脾肾阳虚及元气衰败四型。单纯的眼肌型（Ⅰ型）临床表现为眼睑下垂和复视等眼部症状，辨证为肝肾亏虚，可从肝肾论治；轻度全身型（Ⅱa型）出现四肢痿软无力、下肢行走困难、少气懒言而主要以四肢痿软无力为主，多辨证为脾气虚弱，中气下陷，治疗当健脾益气、补益中气；中度全身型（Ⅱb型）出现四肢痿软无力的同时伴有明显吞咽困难及言语障碍，当脾肾双补，即健脾同时又要补肾；重症型（Ⅳ型）出现呼吸困难，其属元气衰败或阴阳俱虚，当温补脾肾同时益气养阴。按照病证结合的模式对重症肌无力患者进行中医辨证施治，并将补肾法贯穿各型之中，临床每获佳效。

三、证治特点

（一）肝肾亏虚——单纯眼肌型（Ⅰ型）

症见眼睑下垂，视物成双，朝轻暮重，眼球固定，两目干涩，口燥咽干，舌红少苔，脉细数。治宜滋补肝肾，养血明目。方用杞菊地黄汤加味：枸杞子10g，菊花12g，熟地黄30g，山药30g，山萸肉10g，牡丹皮10g，茯苓30g，泽泻10g，盐杜仲10g，牛膝10g，龟甲胶10g。杞菊地黄汤原方滋补肝肾，养肝明目，加用杜仲、牛膝以及龟甲胶以加强滋补肝肾之功。若视物成双明显加谷精草、沙苑子以养肝明目；口干咽干明显加石斛、麦冬、黄精以养阴生津；面色无华加当归、白芍、生地黄以滋阴养血；倦怠乏力加党参、白术以益气健脾；耳鸣失眠加磁石、紫石英、龙齿以重镇潜阳，镇静安神。

（二）中气不足——轻度全身型（Ⅱa型）

症见眼睑下垂，四肢无力，双手抬举困难，行走无力，倦怠乏力，少气懒言，面色萎黄，食少便溏，舌淡体胖边有齿痕，苔薄白，脉沉细。治宜补益中气，佐以补肾。方用补中益气汤加味：炙黄芪30g，生晒参10g，麸炒白术15g，当归12g，陈皮10g，升麻10g，北柴胡10g，补骨脂10g，紫河车10g，黄精30g，锁阳10g，山药10g。方中炙黄芪、生晒参及炒白术益气健脾，升麻、柴胡提升阳气，加用补骨脂、锁阳、山药、黄精以补肾益脾，紫河车大补元气。兼有腰膝酸软加牛膝、杜仲以补肾强筋壮骨；兼有视物成双加用枸杞子、沙苑子、菊花以养肝明目。

（三）脾肾阳虚——中度全身型（Ⅱb型）

症见全身无力，眼睑下垂，视物成双，吞咽困难，饮水呛咳，言语不清，活动后极易疲劳，腰膝冷痛，畏寒肢冷，夜尿清长，五更泄泻，舌淡，苔薄白，脉细弱。治宜温补脾肾，强筋壮骨。方用右归丸加减：炮附子10g（先煎），肉桂5g，鹿角胶12g（烊化），熟地黄30g，山药12g，山萸肉10g，枸杞子10g，盐杜仲10g，菟丝子10g，牛膝15g，巴戟天10g，炙黄芪20g。方中制附子、肉桂及鹿角胶以温补肾阳，熟地黄、山药、山萸肉以补脾益肾，牛膝、杜仲益肝肾强筋骨，佐以炙黄芪益气健脾。若畏寒肢冷甚加仙茅、淫羊藿以加强温肾之功。

（四）阴阳俱虚——重症型（Ⅳ型）

症见病久不愈，全身无力，倦怠嗜卧，语声低微，胸闷憋气，呼吸困难，动则喘促，气短不足以息，甚至脉微欲绝等元气衰败之象。治宜温补脾肾同时益气养阴。方用右归丸合生脉饮加减：炮附子10g（先煎），肉桂5g，熟地黄30g，山药12g，山萸肉10g，枸杞子10g，党参10g，麦冬12g，五味子6g，盐杜仲10g，菟丝子10g，巴戟天10g。若胸闷喘促明显加人参、蛤蚧尾研末口服，每次口服3g，日服两次，以补肾纳气平喘；倦怠语声低微明显可加炙黄芪、紫河车以益气养阴健脾；兼有痰涎壅盛，呛水呛食明显加枇杷叶、旋覆花以降逆化痰；出现脉微欲绝之象，则加用红参以振奋阳气，与附子同用即参附汤加强益气固脱、回阳救逆之功。

四、典型病例

患者，女，55 岁。主诉：眼睑下垂，四肢无力 2 年，加重半年。患者 2 年前开始出现双眼睑下垂，复视，症状逐渐加重，并出现四肢无力、行走困难、少气懒言，曾在某医院诊断为重症肌无力，口服溴吡斯的明 60mg，每 6 小时 1 次；他克莫司 1mg，每天 2 次，双眼睑下垂及复视症状稍缓解。刻诊：双眼睑下垂，视物不清，四肢无力，行走困难，双手抬举无力，少气懒言，食少便溏，面色萎黄，舌淡胖边有齿痕，脉沉弱。西医诊断：重症肌无力，轻度全身型。中医诊断：痿证，证属中气不足。治法：补益中气，佐以补肾。处方以补中益气汤加减：炙黄芪 30g，党参 15g，麸炒白术 15g，茯神 30g，当归 12g，北柴胡 10g，升麻 10g，黄精 30g，补骨脂 10g，紫河车 10g，枸杞子 10g，石斛 10g，菟丝子 10g，山药 12g。28 剂，每日 1 剂，水煎服。

二诊：四肢无力稍有改善，倦怠乏力、少气懒言好转，仍眼睑下垂，视物不清，四肢怕冷，舌淡苔薄白，脉沉细无力。上方加炮附子 10g（先煎），鹿茸粉 1g（冲服）。28 剂，每日 1 剂，水煎服。

三诊：四肢无力及倦怠乏力明显好转，四肢怕冷改善，眼睑下垂明显缓解，仍视物不清，舌脉同前。上方加枸杞子 10g、石斛 10g。服用 28 剂后视物明显好转，四肢无力及眼睑下垂亦明显改善。

按：患者眼睑下垂，四肢无力，行走困难，神疲乏力，少气懒言，面色萎黄，结合舌脉辨为中气不足之证。故方中选用炙黄芪、党参、炒白术以补益中气，升麻、柴胡提升阳气，佐以补骨脂、山药、黄精以补肾。治疗 28 天后患者四肢无力改善，倦怠乏力症状明显缓解，又见四肢怕冷等肾阳虚症状，因此加用炮附子、鹿茸粉等加重温补肾阳之功。三诊时患者乏力及四肢怕冷症状已明显改善，但见视物不清，故又在前方基础上加用枸杞子、石斛以养肝明目。

（洪霞）

第二十二节
"风邪致病"论治神经系统疾病

《素问·风论》云："风者，百病之长也。"长，首也。风为百病之长是指风邪致病极为广泛。风邪致病之所以极为广泛是因为风邪在病因中是主要的致病因素，六淫的寒、湿、暑、燥、火多附于风侵犯人体致病。风性轻扬开泄，易袭阳位，如头面、腰背等，病位在表在上、易于散泄；风邪善行而数变，病位游移不定，发无定处，此起彼伏，急骤变化无常；风邪善动，风邪致病易出现肢体异常运动，如四肢抽搐、手抖、角弓反张、面肌痉挛；风邪较少单独侵犯人体，常与其他外邪一起致病，如风与寒、风与湿、风与热、风与燥等，形成复合的致病因素，致病表现则兼有两种外邪的特点。

周绍华教授认为，神经系统疾病的发病与风邪关系密切。风无定体，善动不居，如中风、眩晕等脑病起病急剧。风性属阳，风盛则燥，外风袭表，易致头痛、麻木。脑居天阳之位，气机上升到此而转为下降，成为气机升降的转折点。任何风邪致病均可导致气机逆乱，如七情过度就会影响正常的精神活动，在男子肝风多冲逆，在女子则先天多郁，发生神志类疾病。再如四时气候变化失常，感受外邪风邪，病理产物积聚日久，导致气机运行不畅而生脑病。

风邪根据其侵袭的部位有外风和内风的不同，外风为六淫之首，四季皆能伤人，经口鼻或肌表而入。经口鼻而入者，多先侵袭肺系；经肌表而入者，多始于经络，正虚邪盛则内传脏腑。这两种途径又可同时兼有。因外风作用部位不同，临床上可有不同的表现。内风系自内而生，多由脏腑功能失调所致，与心肝脾肾有关，尤其是与肝的关系最为密切。外风和内风均可出现眩晕、肢麻、震颤、抽搐等临床特征。

一、辨证论治

结合风邪致病的特点，以及常见的兼证，周绍华教授善用止痉散加减化裁治疗风邪病证，取得了较好的效果。止痉散由全蝎、蜈蚣组成，功能祛风镇痉，止痛。高热动风，可配清热剂同用。

（一）外风

1. 外感风邪

中医将外邪分为风、寒、暑、湿、燥、热（火）六种，称为"六淫"。机体感受外风导致疾病就叫作外感风邪。风邪侵袭头部则发生头痛、面瘫；风邪侵入肌肤，使营卫不得宣通，经脉阻滞，筋脉失养，可见肢体痹痛、面肌痉挛、角弓反张。周绍华教授善用止痉散加小续命汤加减化裁，并认为该方不仅适用于上述疾病的急性期，针对恢复期和后遗症期久治不愈者也可取得较好的疗效。

2. 风中经络

关于中风病，《金匮要略》首次给出了明确的解释，分中经络和中脏腑。"邪在于络，肌肤不仁。邪在于经，即重不胜。邪入于腑，即不识人。邪入于脏，舌即难言，口吐涎"。风中经络可出现口眼歪斜、眼睑不合，或半身不遂、口舌歪斜、言謇语涩等症状，可见于中风病中经络、面瘫、眩晕、痫病、面肌痉挛等。周绍华教授善用止痉散加大秦艽汤祛风清热，养血活血。

（二）内风

1. 血虚生风

因生血不足，失血过多，或瘀血内积，伤及营血，致肝血不足、血不荣筋，筋脉失养，通行不利，以致血液不能正常输布于诸筋之末，则血虚生风，或血虚不润而生燥，血燥而内风自起。主要见于中风、震颤、痫证、痹证、麻木等病证。临床症见：肢体麻木不仁，肌肉跳动，甚则肢体抽搐，手足拘挛不伸，面色苍白或萎黄，口唇指甲淡白，皮肤瘙痒，大便燥结，舌淡苔薄白或薄黄，脉弦细。周绍华教授病证结合，根据不同的疾病特点，善用止痉散加四物汤加味。

2. 血热生风

邪热炽盛，煎灼津液，伤及营血，燔灼肝经，内风由生。主要见于中风、痉证、痫证等。临床症见：肢体抽搐，牙关紧急，甚则颈项强直，角弓反张，神昏躁扰，或见肌肤发斑，舌质红绛。周绍华教授根据不同的疾病特点，善用止痉散加犀角地黄汤加味。

3. 肝阳化风

肝肾阴亏，水不涵木，肝阳升动无制，引动肝风。主要见于震颤、中风、眩晕、头痛、痫证等。临床症见：头痛、眩晕，半身不遂，项强肢颤，语言謇涩，甚或眩晕颠仆，昏不知人，舌红苔薄黄，脉弦有力。周绍华教授善用止痉散加天麻钩藤饮加减平肝息风，清热活血。

4. 阴虚风动

热病伤阴、久病伤阴，筋脉失于濡养，阴虚风动。主要见于震颤、中风、眩晕、头痛、痫证等。临床症见：头痛、眩晕，半身不遂，项强肢颤，语言謇涩，筋挛肉瞤，手足蠕动，烦躁失眠，五心烦热、口渴、舌红少苔，脉细数等。周绍华教授善用止痉散加镇肝息风汤加减镇肝息风，滋阴潜阳。

二、辨病论治

周绍华教授根据"外风可以引动内风"的理论立论中风病，并根据"治风先治血，血行风自灭"的理论，善用止痉散加用其他养血活血方剂，如四物汤、补阳还五汤、大定风珠等，广泛地应用于治疗帕金森病、癫痫、三叉神经痛、面神经炎、痉挛性斜颈等神经系统疾病。

（一）中风病

周绍华教授撷取古代医家之精华，集自己多年之经验，在中风病因病机方面，认为外风为中风发病的诱因，而脉络空虚，风邪入中，外风引动内风，中风始发生。大秦艽汤、小续命汤、补阳还五汤、黄芪桂枝五物汤加止痉散加减化裁为周绍华教授常用的治疗中风的方剂，尤其应用于中风病出现麻木或疼痛等感觉异常，且不仅仅局限于急性期，仍可以广泛地应用于中风病恢复期和后遗症期，且应用其他效果治疗欠佳者，用该法均可以取得很好的疗效。

（二）糖尿病周围神经病

周绍华教授认为"营卫亏虚"为糖尿病周围神经病的主要病机，血虚、血瘀、血热、血寒等病证必然会出现麻木、疼痛等周围神经受损的症状，黄芪桂枝五物汤或当归补血汤合四物汤加止痉散是常用的方剂。

（三）单神经损伤

周绍华教授认为"脉络瘀阻，肌肤失养"为单神经损伤基本的病机所在，治疗大法以祛风通络、活血化瘀、养血和血为基本原则，且采取辨部位与辨证相结合的原则区别论治。单神经损伤的感觉障碍，均可以在养血活血的基础上加用止痉散治疗。

（四）偏头痛

偏头痛具有发作性和迅速出现严重头痛的特点，其发病急骤，痛势剧烈，反复发作，来去突然。中医学认为有风之特性，与风邪密切相关。周绍华教授认为偏头痛急性期多肝风上扰、气滞血瘀，可通过祛风、活血法具体施治。缓解期以血虚为主，尤其注重和血养血，兼以疏风。不论急性期还是缓解期，祛风剂均可以选用止痉散。

（五）帕金森病

周绍华教授认为本病以本虚标实为多见，本虚为气血亏虚，肝肾不足，髓海空虚，标实为内风、寒湿、瘀血、痰热。诸多证型，尤其是对于肌张力高、震颤等症状明显者，均可以四物汤合止痉散或大定风珠合止痉散为基础方治疗，养血活血，息风止痉。

（六）痉挛性斜颈

周绍华教授认为痉挛性斜颈病因除风、寒、暑、湿、燥、火等实邪外，还包括阴虚、血虚、气虚等，实证治疗当以除邪为要，虚证治疗注重养血息风止痉，常以四物汤加止痉散为基础方，养血活血，息风止痉，并添加柔肝之品，这是周绍华教授临床治疗痉证、颤证的一大特点。

（七）特发性震颤

周绍华教授认为特发性震颤本质为肝肾阴虚，气血亏虚，标为风（肝风）、火（肝火、心火）、痰湿，临床上标本兼治。风证明显者，常常选用大定风珠、四物汤合止痉散滋阴养血，息风止痉；金水六君煎合四物汤合止痉散健脾化痰，养血息风，天麻钩藤饮合止痉散平肝潜阳，息风止痉。

（八）运动神经元病

周绍华教授认为该病脾肾亏虚，气血津精不足，脾肾亏虚为本，痰阻、血瘀、风动为标，患者筋惕肉膶症状明显者，周绍华教授考虑风证明显，常常选用十全大补汤、右归丸合四君子汤、虎潜丸、玉女煎加止痉散加减化裁。

（九）癫痫

周绍华教授指出癫痫的发作形式各有不同，可根据其症状特点分而治之。其中，针对局灶性癫痫、精神运动性癫痫的治疗，周绍华教授注重养血祛风法。而且周绍华教授认为虫类药具有活血化瘀、破血攻坚、息风定惊、搜风止痛、祛风止痉、行气和血等功效，在治疗癫痫时善用止痉散等息风止痉。

（十）三叉神经痛

周绍华教授结合自己多年的临床经验，认为本病病因无外乎风、寒、湿、热、瘀阻滞经络，不通则痛；或血虚日久，脉络空虚，不荣则痛。故除针对病因治疗外，均应加养血活血、通络息风祛痛之品。而此类祛风通络药中又以止痉散为代表的虫类药作用为强。

（十一）面神经炎

周绍华教授认为应按病程将本病分为急性期、恢复期和后遗症期，急性期应疏风通络；恢复期或后遗症期风邪已祛或已入里侵及络脉，日久气血亏虚，气虚不能行血，以致脉络瘀阻，筋脉肌肉失于濡养，周绍华教授谓之"因虚致瘀"。故此时应以补气养血、活血通络为主，兼以祛风通络。且各期均可酌加虫类药以增强活血祛风通络之功。

（十二）面肌痉挛

周绍华教授认为，气血亏虚为本病主要病因，又感受外风，正气不足，无力鼓风外出，风性善动，而发为抽搐。故治疗本病当遵循"治风先行血，血行风自灭"的原则，以培补正气、养血活血为主，辅以疏风通络。止痉散为代表的虫类药物可增强活血通络、疏风止痉之功。

（十三）多发性硬化

周绍华教授治疗多发性硬化，力主滋补肝肾，养血柔肝，祛风通络。肢体麻木者可给予黄芪桂枝五物汤、桃红四物汤加减益气养血，温阳通络，兼有肌张力高者考虑血虚生风，可在此基础上加天麻、木瓜柔筋缓急。周绍华教授认为，多发性硬化出现麻木等感觉异常、肌张力障碍者均可加止痉散等虫类药息风止痉。

（郭春莉）

第二章

遣方拾萃

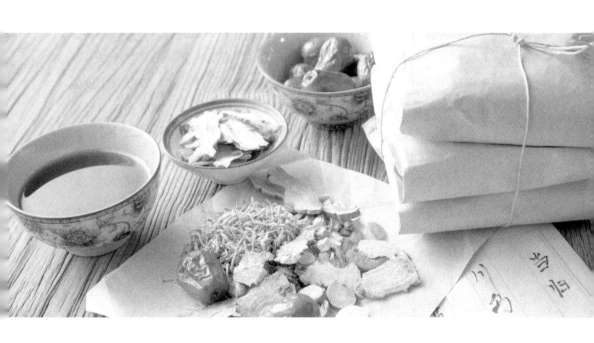

第一节
生脉饮加减治疗吞咽障碍

  吞咽障碍主要表现为进食困难及饮水呛咳，常引起误吸、肺炎、营养不良、心理和社会交往障碍等不良后果，在神经系统疾病中，该症状常见于脑卒中、帕金森病、肌萎缩侧索硬化症等疾病。脑卒中中因脑干原因出现的真性球麻痹或是因上运动神经元受损引起的假性球麻痹均会因对咽喉部肌肉的支配异常引起吞咽障碍；帕金森病则是因肌张力异常增高而引起吞咽障碍；肌萎缩侧索硬化症是一种致命的神经退行性疾病，由于大脑和脊髓的运动神经元缺失而起病，导致球部肌肉萎缩进而出现吞咽障碍甚至呼吸肌功能衰竭。

  吞咽障碍在中医学中属于"噎膈""喉痹""舌强"等范畴，该症状出现说明邪气深入，脏腑日渐虚弱，如《金匮要略》云"邪在于络，肌肤不仁；邪在于经，即重不胜；邪入于腑，即不识人；邪入于脏，舌即难言，口吐涎"。周绍华教授认为其总病机为脏腑虚弱，阴阳运行失调，风、火、痰、瘀阻滞经络所致，其中尤以心肺气阴亏虚，脾胃失和，痰浊上逆最为常见，病位涉及心、肺、脾、胃，病性属本虚标实。

  结合经络循行规律，心、肺、脾、胃经络与咽喉均密切相关，其中手太阴肺经，入肺脏，循经喉中；手少阴心经，夹食道上循咽喉，且心开窍于舌，故心肺受邪，则舌不能用，口不能言。心肺同居上焦，心肺气阴亏虚，"金碎则无声"。足太阴脾经，上行夹食道两旁，循经咽喉连于舌根，咽为胃系之所属，与胃相通，是水谷之通道，故胃气健旺，咽的功能正常。而与之相应的具体生物学机制尚需进一步探讨。

  基于此，患者病久脾胃受损，胃气上逆，痰浊上扰，加之气阴耗伤，心肺不足，症见咀嚼无力，气短乏力，口干口渴，语声低微，舌红少津。病机为心肺两虚，脾胃失和，痰浊上逆，治疗当益气养阴，佐以化痰和胃降逆。方以生脉饮合旋覆花、炙枇杷叶为主加减。生脉饮中麦冬归心、肺、胃、经，生津益气养阴；五味子归心、肺、肾经，收敛固涩、益气生津、补肾宁心；旋覆花咸温，主下气消痰，降气行水；炙枇杷叶归肺、胃经，能清热化痰，又能泄降胃热，且有止呕作用，可化痰降逆。

病案举例：患者徐某，男，60 岁，2022 年 5 月 6 日因"右下肢无力 11 个月余"就诊。患者 11 个月前，无明显诱因出现四肢无力，右下肢为甚，伴肌肉萎缩，进行性加重，半年前在外院做肌电图提示神经源性损害，诊断运动神经元病，未系统治疗。现由于病情逐渐加重就诊。症见：四肢无力，右下肢为甚，肌肉萎缩，肌肉跳动，言语不利，呛食呛水，咯痰，心悸，舌暗红，舌颤，苔薄白，脉沉细无力。

西医诊断：运动神经元病；中医诊断：痿证（气血亏虚，肝风内动）。

治法：益气养阴，补气养血，佐以息风止痉。

处方：生脉饮合八珍汤、止痉散加减。

人参 10g，麦冬 12g，五味子 6g，枇杷叶 10g，旋覆花 10g，石菖蒲 10g，郁金 10g，黄芪 30g，炒白术 12g，茯苓 30g，当归 12g，白芍 15g，盐杜仲 12g，牛膝 15g，补骨脂 10g，全蝎 3g，蜈蚣 2 条，熟地黄 20g，黄精 30g，鹿角胶 6g，炙甘草 10g。

14 剂，水煎服。

二诊：2022 年 6 月 7 日。呛水、呛食较前改善，肌肉跳动较之前缓解，双下肢无力，右腿尤甚，双下肢怕冷，气短，二便调。舌红，苔根部黄，脉右弦细，左细无力。证属气阴两虚，肾阳不足。治法：益气养阴，温肾通络。

处方：生脉饮合右归丸加减。

人参 10g，麦冬 12g，五味子 6g，枇杷叶 10g，旋覆花 10g，附子 10g，桂枝 10g，熟地黄 20g，枸杞子 10g，巴戟天 12g，当归 12g，白芍 15g，补骨脂 10g，萆薢 10g，全蝎 3g，天麻 10g，生甘草 10g。

14 剂，水煎服。

病机分析：老年患者病久脾胃功能受损，脾失运化，生化乏源，无以濡养肌肉，故见肢体肌肉萎缩，活动无力；脾虚无以运化水液，水液聚而成痰，故见咯痰；痰阻气机，胃气不降，故见言语不利，呛食、呛水；病久阴液耗伤，心肺气阴两虚，故见心悸，言语不利；血虚不能养肝，肝风内动，故见肌肉跳动。治疗予生脉饮益气养阴，八珍汤补益气血，佐止痉散息风止痉，同时在补虚同时兼顾祛邪，予旋覆花降逆下气，枇杷叶化痰理气，患者有肌肉跳动乃风动之象，予止痉散息风止痉。复诊时，患者呛水呛食及肌肉跳动均较强改善，仍无力，同时可见双下肢怕冷明显，可见运动神经元病多累及肾阳，肾阳乃人之元阳，肾阳虚衰，不能温煦各脏器，肝脾均受损。肝主筋，肾主骨，脾主肉，肝脾肾三脏受损而出现筋骨痿软，肌肉萎缩无力；肝风内动而出现肌肉跳动；其脉沉细无力属脾肾亏虚之象。

（梁晓）

第二节

四物汤在神经系统的灵活应用

血是运行于脉中而循环流注全身富有营养和滋润作用的红色液体，是构成人体和维持人体生命的基本物质之一。血液的化生和循环都与脏腑关系密切，血在维持人体生命活动中有重要作用，体现在以下几个方面：①血是精神活动的物质基础，血与精神活动有密切关系，《灵枢·营卫生会》曰："血者，神气也。"《灵枢·平人绝谷》曰："血脉和利，精神乃居。"②可濡养、滋润全身脏腑组织，《素问·五脏生成篇》曰："肝受血而能视，足受血而能步，掌受血而能握，指受血而能摄。"③血可充盈血脉：血液在脉中循环于全身，内至脏腑，外达肢节，为生命活动提供营养物质，发挥营养和滋润作用。由于血循行于脉中，故具有充盈血脉的作用。基于血的重要生理功能，故有"血为百病之胎"之说。脑为髓海，脑髓是脑的最基本物质，其生成来源于先天之精，精血同源，所以神经系统疾病与血的关系尤为密切。《灵枢·邪气脏腑病形》云"十二经脉，三百六十五络，其血气皆上于面而走空窍"；程杏轩《医述》引《会心录》语云"六腑清阳之气，五脏精华之血，皆会于头"；张锡纯《医学衷中参西录》说"血生于心，上输于脑"。这些论述均从生理、病理角度说明了血是脑生成的重要物质之一，脑只有依赖血的濡养才能发挥正常生理功能。

基于以上中医基础理论中血的概念、生理，周绍华教授认为脑病与血的关系密不可分，同时血病容易导致脑病的发生，常见基本血证有血虚、血瘀、血热、血寒。

血虚、血瘀、血热、血寒等病证必然会影响到脑的各种生理功能，血证有以下三个临床特点：①易于生风：主要因为血液亏虚或枯少，血不养筋，筋脉失养，通行不利，或血虚不润而生燥，血燥而内风自起，以致血液不能正常输布于诸筋之末，而致半身不遂、口眼歪斜、眩晕、抽搐、手足发麻、腰腹束带感、皮肤瘙痒等；②易产生精神、情感症状：主要因为劳累过度，耗气伤血，神明失养，又常有所愿不遂，郁结于肝，肝失疏泄，肝气郁滞，久而化火，扰动阴血，神明失养而出现癫、狂、痴、呆、抑郁、神情恍惚等精神症状；③易引起清窍灵机受损症状：主要因为血虚不能荣养目、口、鼻、耳等九窍，或肝气郁滞，肝郁化火，清窍被蒙则出现语謇、秽语、失音、偏盲、复视、幻视、幻嗅等。

　　血证在疾病的发展过程中不是单独存在的，而是在各种脏腑功能失调的基础上，与其他病理因素互相影响、互为因果。周绍华教授认为体现在病机方面，其与风、寒、火、气、痰等病理因素共同致病。周绍华教授善用四物汤灵活加减化裁治疗各种脑病，四物汤以熟地为君，甘温味厚，而质柔润，长于滋阴养血；当归为臣，补血养肝，和血调经；佐以白芍养血柔肝和营，酸甘化阴起缓急止痛的作用，川芎入肝经，活血行气，调畅气血，其秉升散之性，能上行头目，为治头痛之要药。此方配伍补血而不滞血，和血而不伤血。《谦斋医学讲稿》认为"四物汤为平补血虚的大法"。《蒲辅周医疗经验》中说："此方为一切血病通用之方。凡血瘀者，俱改白芍为赤芍；血热者，改熟地为生地。川芎量宜小，大约为当归之半，地黄为当归的二倍。"

一、血证类型

（一）血虚生风

　　血虚生风证是肝风证的一种类型，属内风，是因生血不足或失血过多，或久病耗伤营阴，致肝血虚、筋脉失养所表现的虚风内动证候。《通俗伤寒论·六经方药》载："血虚生风，非真风也。实因血不养筋，筋脉拘挛，伸缩不能自如，故手足瘛疭，类似风动，故曰内虚暗风，通称肝风。"血虚生风即由此而来，只有在肝血虚的基础上才能进一步发展成为本证。主要见于痫证、痹证等病证。临床症见肢体麻木不仁，筋惕肉瞤，甚则肢体震颤，手足拘挛不伸，面色苍白或萎黄，肢体麻木，口唇指甲淡白，舌淡苔白，脉弦细。治以养血祛风法，用四物汤加味。头痛偏风热者加桑叶、菊花、夏枯草、黄芩；头痛偏风寒者加炒荆芥、防风、天麻、蔓荆子；中风病、眩晕患者肝肾阴虚、肝阳上亢证明显者加天麻钩藤饮加减化裁；震颤、痫证、痹证等患者以肢体震颤症状明显者，可加大定风珠加减化裁。

（二）气血不足

因脏腑功能减退引起阴阳气血不足。"脾胃为后天之本"，位于中焦，统帅阳明，脾胃虚则运化水谷精微失司，气血生化不足，不能濡养经脉，筋脉失养，血虚生风以致肌肉拘急颤动，形成"气血不足"的病因病机。临床表现为畏寒肢冷、自汗、头晕耳鸣、精神萎靡、疲倦无力、心悸气短、发育迟缓、面色无华、皮肤干燥、毛发枯萎、指甲干裂、视物昏花、手足麻木、失眠多梦、健忘心悸、精神恍惚。主要见于痿证、头痛、眩晕等。格林–巴利综合征、多系统萎缩、运动神经元病、多发性硬化等痿证病例均存在不同程度的气血不足。治以益气活血法，在四物汤基础上加补气药，常以十全大补汤加减化裁。如出现筋惕肉眴者加僵蚕、全蝎、蜈蚣等祛风通络；饮水呛咳可加服生脉饮加旋覆花益气养阴，降逆和胃；尿潴留则加车前子、猪苓、萹蓄等利尿通淋；尿失禁加大补气药剂量，并加用麻黄取其"提壶揭盖"作用；手足肿胀加络石藤、茯苓皮、川草薢、牛膝祛湿通络；若面色无华，头晕心悸酌加生晒参、阿胶、龟甲胶、鹿角胶、鹿茸粉等益气养血；肌肉疼痛时酌加乳香、没药、细辛等温阳通络，活血止痛；下肢瘫痪加炒杜仲、川续断、牛膝、木瓜补肾强筋壮骨；上肢瘫痪加秦艽、威灵仙、羌活疏风通络；肢体麻木不仁可酌加党参、当归、赤芍、鸡血藤、丹参等益气活血通络；汗多者加生黄芪、生牡蛎、浮小麦益气固表。

（三）痰瘀互阻

津炼成痰，血滞生瘀，痰瘀本是两种不同的病理产物，治疗措施迥然有异。周绍华教授认为痰与瘀在许多神经系统疾病中特别是疑难重证中常互结相兼为患，痰瘀皆可因气的改变而生成。痰瘀乃津血之变。津血的生成和运行，必须依靠气的生化布达。由于气的生化作用，源源不断地将水谷精微转化成津血，并且靠着气的推动，保持运行不息的状态。气行则津布，气运则血行。津血不足，气亦亏虚；津液停聚，则会阻碍气的运行。痰浊与瘀血相互搏结，临床中以局部肿块刺痛，或肢体麻木、痿废、胸闷多痰，或痰中带紫暗血块，舌紫暗或有斑点，苔腻，脉弦涩等为常见症。痰瘀互阻证多见于中风、躁狂性精神病、焦虑症、顽固性头痛、癫痫、抑郁性精神病、神经分裂症、痴呆等。周绍华教授常用四物汤加温胆汤加减化裁。四物汤加温胆汤二方合用可使痰热消、瘀血去、气机畅，祛痰化瘀生新是该方的显著特点。

（四）瘀血阻络

因气虚、气滞、血寒等原因，导致血行不畅而凝滞于脉中；或是因外伤或其他原因造成内出血，离经之血不能及时消散或排出，停留于体内所形成。临床表现为肢体瘫痪、麻木，疼痛多为刺痛，痛处固定不移，拒按，夜间痛甚，随瘀阻的部位不同而产生不同的症状，并面色黧黑，肌肤甲错，唇、甲青紫，舌质暗紫，或有瘀点、瘀斑，舌下经脉曲张，脉象多见细涩、沉弦或结代等。脑出血后，多在出血周围形成包裹，在脑实质内形成凝血块，并伴有脑血管循环障碍，按中医辨证属于"瘀血阻络"范畴。瘀血阻络证主要见于中风、痹证、顽固性头痛、癫痫、痴呆、精神分裂症等。周绍华教授常用四物汤加虫类药，应用破血逐瘀的水蛭可起到促进血肿吸收的效果，以水蛭单味药提取物研究而成的脑血康胶囊在临床中取得了满意的疗效。

（五）气虚血瘀

因病久气虚，运血无力，渐致瘀血内停而引起。该证属虚中夹实，以气虚与血瘀证候同时并见为特点。从《内经》开创的气血理论，到杨士瀛"气为血之帅，血为气之母"理论，王清任《医林改错》气虚血瘀说，唐宗海《血证论》气病血瘀认识，张锡纯衷中参西的"虚老致瘀"论，直至现代临床、实验关于气虚血瘀的机制、病证研究，诸多医家、学者围绕"气虚血瘀"理论展开了理、法、方、药的理论拓展与研究。气虚血瘀证体现了气血的辩证关系，气虚可致血瘀，血瘀日久，络脉不通，血亏气耗，也可致气的病损。常用于多种慢性病的恢复期或后遗症期。临床表现为肢体瘫痪、麻木，口眼歪斜，口角流涎，面色淡白或晦滞，身倦乏力，气少懒言，疼痛如刺，常见于胸胁，痛处不移，拒按，舌淡暗或有紫斑，脉沉涩。气虚血瘀证主要见于中风、面瘫、痴呆、眩晕、痹证等。治以益气活血法。在四物汤基础上加补形成的补阳还五汤出自清代王清任著《医林改错》一书。由黄芪、赤芍、川芎、当归尾、地龙、桃仁、红花七味药组成。方中以黄芪为君，重用黄芪补气，大补脾胃之元气，使气旺血行，瘀去络通。当归尾为臣，长于活血，兼能养血，因而有化瘀而不伤血之妙。佐以赤芍、川芎、桃仁、红花助当归尾活血祛瘀，地龙通经活络。

大量补气药与少量活血药相配，气旺则血行，活血而又不伤正，共奏补气活血通络之功。痰多者加半夏、竹茹清热化痰；下肢痿软加川牛膝、杜仲、木瓜通利关节，强筋壮骨；偏寒者加附子温阳；语言不利加菖蒲、郁金化痰解语。

（六）气滞血瘀

多由情志不遂，或外邪侵袭，导致肝气久郁不解引起血流不畅，瘀血内停。临床表现为情绪抑郁，思维缓慢，面色晦暗，反酸烧心，嗳气频作，吞咽困难并呈持续性胸骨后疼痛，胃脘胀痛，胁闷不舒，或有刺痛，口干不欲饮，舌暗苔白，或有瘀斑、瘀点，脉弦涩。主要见于郁病、痹证。治以行气活血。在四物汤基础上，加用理气药，应用血府逐瘀汤治疗情志不舒所致的各种顽固性疼痛，以及其他情志疾病引起的症状，如心悸、失眠、嗳气、反酸、胁肋不适等。方中以桃仁、红花、川芎活血祛瘀为主药；当归、赤芍养血活血，牛膝祛瘀通脉并引血下行，三药助主药以活血祛瘀为臣药；生地黄配当归养血和血，使祛瘀而不伤阴血，柴胡、枳壳、桔梗宽胸中之气滞，治疗气滞兼证，并使气行血亦行，共为方中佐药；甘草协调诸药为使。合而用之，使血行瘀化，诸症自愈。血瘀经闭、痛经，可用本方去桔梗加香附、乌药等；兼有气虚者加党参增加补气药用量。

（七）风寒阻络

多因感受风寒邪毒，上犯头面，致使经络痹阻，气血郁滞。临床表现为突然口眼歪斜，眼睑闭合不全，半身不遂，肢体麻木疼痛，言语謇涩，头痛或伴恶寒发热，舌淡红，苔薄白，脉浮紧。主要见于中风病、面瘫、头痛、痹证等。脉络空虚、风寒阻络证不仅见于上述疾病的急性期，也可以见于恢复期和后遗症期。可以用四物汤加小续命汤加减化裁，共奏祛风扶正、温经通络之功。

（八）风热阻络

多因感受风热邪毒，上犯头面，致使经络痹阻，气血郁滞。临床表现为突发口眼歪斜，目干涩，眼睑闭合不全，半身不遂，肢体麻木疼痛，言语謇涩，或伴发热，头痛，咽干，关节不适，舌尖红，苔白或薄黄，脉浮略数。主要见于面瘫、头痛、痹证等。可以用四物汤加银翘散、牵正散加减化裁治疗上述疾病。二方合用，力专效宏，风痰得解，经络通畅，口眼㖞斜自愈。

二、典型病案

下面以神经科门诊常见的"头痛"病为例，介绍周绍华教授应用四物汤灵活加减治疗头痛的经验。

申某某，女，59 岁。主因"头痛五六年"就诊。头胀痛，部位不定，两颞侧为著，持续 1 天，伴头晕、恶心。头颅 MR 示：侧额叶白质脱髓鞘；经颅多普勒超声发泡试验（TCD 发泡试验）阳性。诊断为卵圆孔未闭。于 2021 年 4 月 22 日行卵圆孔未闭修补术。术后头痛未缓解，仍有头痛，两颞侧为著，遇冷热均头痛加重，活动后头晕目眩，睡眠浅，多梦，服天麻素、甲钴胺症状略缓解，面色无华，心悸气短，纳差，二便正常，舌淡苔薄黄，脉沉细。西医诊断：①偏头痛；②卵圆孔未闭；中医诊断：头痛，证属血虚血瘀，寒热错杂。治以养血活血，调和寒热，佐以安神。用方以四物汤加味：

生地黄 15g，当归 12g，红花 10g，川芎 10g，赤芍 10g，桑叶 10g，菊花 12g，薄荷 3g（后下），蔓荆子 10g，细辛 3g，柴胡 10g，炒白术 12g，合欢皮 15g，远志 6g，酸枣仁 30g，炙甘草 10g，羚羊角粉 0.6g（冲服）。

共 21 剂，每日 1 剂，水煎温服。

复诊：患者服药 3 周后头痛减轻，仍心悸气短，纳差，多梦，活动后汗出，二便正常，舌淡苔薄白，脉沉细，此乃中气不足、气虚血瘀，治以健脾补气，理气温通，佐以活血止痛。用方以顺气和中汤加减：

生黄芪 30g，炒白术 12g，陈皮 10g，党参 12g，当归尾 12g，红花 10g，水红花子 10g，细辛 3g，川芎 12g，升麻 10g，柴胡 10g，蔓荆子 10g，菊花 12g，姜半夏 9g，白芷 10g，黄芩 12g，合欢花 15g，酸枣仁 30g，乳香 5g，没药 5g，生甘草 10g，羚羊角粉 0.6g（冲服）。

共 28 剂，水煎温服，每日 1 剂。

三诊：患者头痛基本消失，偶有发作，不需服用止痛药。睡眠改善，气短消失，舌淡苔薄白，脉沉细。原方加麦冬 12g、五味子 6g，继服 28 剂。随访头痛基本痊愈。

按：周老认为，卵圆孔未闭病位在心，心脏异常导致心气不足，心主血脉，心气虚无力推动血液运行，瘀阻脉络，治疗当予养血补气、活血止痛。

四物汤的最早记载，见于唐代蔺道人所著《仙授理伤续断秘方》，以其治疗跌仆闪挫，伤重肠内有瘀血。《医方集解·补养之剂》则更明确指出本方可治疗"一切血虚"之证，现代临床则更加广为其用，不论内、外、妇、儿、皮肤、五官、眼目诸疾，凡属血虚兼有血滞之证者予本方加减，均获良效。

本方是为营血亏虚之证而设，故以补血调血立法。方中生地、白芍阴柔，专于养血敛阴，故有"血中血药"之称；当归、川芎温通，而有"血中气药"之誉。前者补血力胜，然其阴柔凝滞；后者补力逊之，却有温通流动之机，故张秉成说："血虚多滞，经脉隧道，不能滑利通畅，又恐地、芍纯阴之性，无温养流动之机，故必加以当归、川芎辛香温润，能养血而行血中之气以流动之。"四药相伍，动静结合，刚柔相济，血虚者得之可收补血之功，血滞者得之可奏行血之效。

针对不同的头痛部位，根据经络循行路线，选用相应的引经药，以助于药物直达病所。如头顶疼痛，属厥阴经头痛，选用藁本、吴茱萸；枕部及后颈疼痛，属太阳经头痛，选用羌活、防风；前额头痛，属阳明经头痛，选用白芷；颞侧疼痛，属少阳经头痛，选用柴胡、菊花；全头痛用细辛。

周绍华教授在治疗偏头痛时善于寒热药并用，根据症状决定以哪类药为主。

头痛有热象时，表现为头痛剧烈，跳痛、胀痛，遇热加重，口干口苦，舌边尖红，苔黄。为热邪上扰之象，周绍华教授多加疏风清热药，如菊花、夏枯草、薄荷、黄芩等。

头痛有寒象时，表现为头痛得温缓解，遇寒加重，身冷畏寒，舌暗淡，苔白等。为寒邪上扰，寒凝血滞之象，宜用荆芥、防风、细辛、桂枝温经通脉止痛。

在治疗偏头痛时，因头痛可因休息不好、情绪不好发作，故周绍华教授临床往往还加入安神定志的药物及除烦药，以缓解疲劳，消除心烦恐惧，减轻疼痛。

（郭春莉　黄小容）

第三节
温胆汤化裁治疗双相情感障碍经验

　　双相情感障碍是一种既有躁狂或轻躁狂发作，又有抑郁发作的一类心境障碍，呈发作性病程。一项世界性的心理健康调查研究发现，双相障碍的终生患病率达 2.4%，双相障碍的致残率与病死率较高，在全球非致命性疾病负担中排名前十位。双相障碍西医遵循综合治疗原则，多在精神药物联合用药的基础上配合心理治疗，但疗程长，病情反复，患者依从性差，而中医药疗法可因人制宜、辨证论治，疗效显著。中医对于双相情感障碍的认识源于《灵枢·癫狂》："狂始生，先自悲也，喜忘、苦怒、善恐者。"描述了躁狂患者在发病初期存在抑郁表现并伴有记忆减退、易激惹、惊恐症状，这可能是有关双相障碍的最早记载。后世则以躁狂相或抑郁相不同的临床表现进行立论揭示双相障碍不同病程阶段的病因病机，对于躁狂相的临床表现主要集中在"癫狂""狂证"等疾病中，对于抑郁相临床表现则集中在"郁证""脏躁"等疾病中，均属于中医情志病范畴。

　　《素问·阴阳应象大论》："人有五脏化五气，以生喜怒悲忧恐。"五脏藏精，精化为气，化生情志，即情志的产生有赖于五脏气血。《素问·举痛论》："怒则气上，喜则气缓，悲则气消，恐则气下，惊则气乱，劳则气耗，思则气结。"不同的情志又可产生不同的气机变化。当脏腑气血虚衰，无力化生情志，或情志变化过强、持续过久，超过脏腑调节限度，均可引起气机紊乱，导致情志病的产生。周绍华教授认为双相障碍与单相抑郁、躁狂不同，患者必须兼有躁狂或轻躁狂和抑郁心境障碍的表现才可定义为双相障碍，因此其病机较单向抑郁、躁狂而言更为复杂，应从气机升降、阴阳消长的角度阐释躁狂相和抑郁相的转化，抑郁相时，郁结于中，气血津液生成输布不畅，生痰化热，耗气伤津，日久气虚无法约束痰热，上闭心窍，阳亢发为躁狂，躁狂相时，给邪气以出路，热随势减，气机下降，复而郁结于中，阳弱则转为抑郁。

综上，周绍华教授认为双相情感障碍的核心病机在于中焦痰阻，升降失常。治疗上以温胆汤为基础方随症加减，温胆汤始载于《姚氏僧垣集验方》，主治胆寒所致的虚烦不得眠，方中以生姜为君，故名温胆汤，后至《三因极一病证方论》，君药生姜减至五片，而竹茹用量不变，使竹茹成为方中新君，并加用茯苓渗湿化痰，虽仍名为温胆汤，但功效已由原来的温胆变为清胆，所治病机也从胆气虚寒转为胆郁痰阻。《素问·六节藏象论》："凡十一脏皆取决于胆也。"胆主少阳之气，其气主升，中焦痰阻，郁而化热，则少阳胆气升发失常。全方以二陈汤为基础，其中陈皮理气化痰，半夏燥湿化痰，和胃降逆，茯苓利水渗湿，甘草补中调和，枳实破气散结，竹茹清热轻清，全方使中焦痰热得清，胆气得升，胃气得降。

典型病例：马某，60 岁，女性，主因"间断情绪低落、兴趣减退伴兴奋多话、易激惹 3 年，现消沉伴自杀观念 2 周"就诊。患者 3 年前因工作变动和生活压力，出现情绪低落、兴趣减退、社交退却，时又精力旺盛、情绪高涨、易激怒，精神专科医院诊断为双相障碍，予富马酸喹硫平治疗，情绪趋于平稳，自行停药后出现病情反复，情绪低落、兴奋多话交替出现，后频繁更换精神类药物治疗方案，心境症状无明显改善，近两周频繁出现轻生念头，遂求中医治疗。症见情绪低落，轻生观念，烦躁多虑，头昏沉，胸闷气短，失眠多梦，食欲减退，畏寒肢冷，偶有烘热汗出，大便不成形。舌色淡体胖，边有齿痕，苔厚微黄腻，脉沉细稍数。西医诊断：①双相Ⅱ型抑郁发作急性期；②广泛性焦虑障碍。中医诊断：郁证（痰热互结，肝郁脾虚肾亏）。治以清热化痰，佐以疏肝健脾、调理冲任，予温胆汤加减。柴胡 10g、黄连 6g、姜半夏9g、陈皮 10g、枳实 10g、竹茹 10g、茯神 30g、淡竹叶 10g、党参 10g、炒白术 12g、仙茅 6g、淫羊藿 10g、合欢皮 30g、酸枣仁 30g、远志 6g、大枣 10g、炙甘草 10g。14 剂，每日 1 剂，水煎服，早晚饭后半小时温服。配合心境稳定剂拉莫三嗪分散片 200mg qd、第二代抗精神病药富马酸喹硫平缓释片 300mg qd、抗抑郁药盐酸舍曲林片 50mg qd。二诊：患者情绪低落、悲伤欲哭明显改善，自述晨起精力充沛，胸闷、恶心好转，食欲恢复，未出现烘热汗出，仍失眠多梦，遇事紧张，疲倦乏力、双颞胀痛，下午尤甚，大便时干时稀，舌色淡体胖，苔微黄腻，脉沉细稍数。根据效不更方的原则，仍予上方，加黄芩 12g

配合柴胡清热除烦，加菊花 10g 辛凉疏散配合柴胡、黄芩改善头痛，加紫石英 30g、龙齿 30g 重镇安神配合酸枣仁改善失眠多梦。14 剂，服法同前。西医治疗同前。三诊：患者诸症悉减，自觉情绪稳定，遇事仍有心烦、多虑、头部不自主晃动、入睡困难，询问家属，患者未出现情感高涨，思维奔逸等躁狂症状，现易疲倦，咽干口苦，腰以下畏寒，食欲旺盛，食后腹胀，大便不成形，舌色淡体胖，苔白腻，脉沉细。患者痰热已清，现辨证脾虚湿困，肝肾亏虚，治以健脾化湿、温肾养肝，予六君子汤加减，西医治疗盐酸舍曲林每周减量1/4，其他药物治疗同前。

按： 本例患者为双相Ⅱ型抑郁急性发作共病焦虑障碍，双相Ⅱ型和Ⅰ型的区别在于躁狂相只有轻躁狂发作，其发作时间及程度要轻于躁狂发作，原因在于患者年老尚禀阳弱之体，阳气亢逆兴奋之性不足以达到躁狂的程度，在双相Ⅱ型中阴虚与阳虚混合出现，阴阳平衡的稳定性更差，使其处于发作相的次数要多于双相Ⅰ型，故其抑郁相在症状表现上除了具有情绪低落、兴趣下降、自卑等典型抑郁表现外，多伴有心烦多虑等焦虑表现。本例患者虚实夹杂，标急在于痰热内结，肝气失调，本虚在于脾虚肾亏，故清热化痰、调畅气机的同时，健脾温肾贯穿始终，予温胆汤加减治疗，方在二陈汤理脾和胃化痰的基础上，枳实破气散结，导中焦浊气下降，加用黄连配合竹茹，清中焦郁积之热，因患者老年女性，气血冲任亏虚，加用仙茅、淫羊藿温而不燥之品，升阳开郁的同时，可助命门而达冲任，因患者自杀观念明显，属郁证重症，加用柴胡升阳，但不可常用，避免引发躁狂，本例患者病位虽在肝脾肾，但心为五脏六腑之大主，"主明则下安"，故方中加用酸枣仁、合欢皮、远志养心安神，此法亦可应用于各类情志疾病。两诊后痰热标急已除，改服六君子汤加减，健脾化湿，温肾养肝，从而固本以防止复发。双相障碍的诊断和治疗是复杂的，是当前临床精神疾病治疗中亟待解决的难点，中医药在治疗上具有特色和优势，为很多患者所接受，本例患者前期西医治疗效果不佳，根据患者症状、体征，在周绍华教授理论指导下，抓住痰热内结，气机失调核心病机，辨证施治，同时配合西药治疗，最终使患者情绪稳定，逐渐停用抗抑郁药物，改善周身不适，明显提升患者生活质量。

（刘晓萌）

第四节
葛根汤加减治疗神经系统疾病经验

《伤寒论》条文31："太阳病，项背强几几，无汗恶风，葛根汤主之。"葛根汤功用为发汗解表，升津舒筋；主治外感风寒表实证，临床表现为恶寒发热，头痛，项背强几几，身痛无汗，腹微痛，或下利，或干呕，或微喘，舌淡苔白，脉浮紧。周绍华教授打破了葛根汤治疗太阳阳明经表证的局限，周绍华教授采取多种辨证相结合的方法灵活应用葛根汤加减治疗神经系统疾病。

一、验案精选

案一：痉挛性斜颈案

唐某，男，53岁，2020年3月5日初诊。主因头部右侧旋转半月就诊。患者于半月前因发热后出现项背部强直，颈部向一侧屈曲，头偏向右侧旋转，肌肉疼痛，身重。诊断：痉挛性斜颈。未予任何药物治疗。现症见：项背部强直，颈部向一侧屈曲，头偏向右侧旋转，肌肉疼痛，身重，恶寒肢冷，无汗，蜷卧喜暖，小便清长，大便正常或稀溏，舌淡、苔白润，脉浮紧。西医诊断：痉挛性斜颈。中医诊断：痉证；辨证属风寒外袭，筋脉受阻。治以祛风散寒、柔肝息风止痉。方用葛根汤加止痉散加减。处方：葛根20g，麻黄、桂枝、生姜、甘草、大枣、僵蚕、地龙各10g，白芍30g，全蝎3g。14剂，每天1剂，水煎，取汁200ml，每天2次，于早、晚用。

2020年3月19日二诊：服药后痉挛及扭转次数减少，仍有肌肉疼痛，但大便稀溏等兼症好转。守一诊方，加用羌活10g、薏苡仁30g。14剂，煎服方法同上。

2020年4月3日三诊：痉挛及扭转次数明显减少，无肌肉疼痛，无畏寒肢冷，二便正常。在上方的基础上减全蝎、地龙，继续服用30剂。后随访，患者诉痉挛情况好转。

按：痉挛性斜颈是一种以颈肌扭转或阵挛性倾斜为特征的锥体外系器质性疾患。《伤寒论》不仅以表实无汗和表虚有汗分为刚痉、柔痉，而且提出了误治致痉的理论，即表证过汗、风病误下、疮家误汗以及产后血虚、汗出中风等，致使外邪侵袭，津液受伤，筋脉失养，均可致痉。本案患者发病病机与条文31所载相似，主要病机均为风寒束表，卫阳被遏，营阴郁滞。筋脉失去濡养，筋脉拘急可发为不自主的痉挛。故以葛根为主药，葛根性味甘辛微凉，有解肌退热之功，此外还可升津液、舒筋脉。葛根汤既可调和营卫，又可发汗，使痉挛得缓。周绍华教授结合经络辨证，颈部属太阳、阳明经所系，故擅用葛根汤治疗。筋脉拘急，加用全蝎、僵蚕、地龙以舒筋缓急。复诊时加用羌活疏风止痉，薏苡仁祛湿解表、通利关节。三诊时症状好转，在基础方的基础上减全蝎、地龙，防止搜风通络药物久用耗伤气血。

案二：多发性硬化案

李某，女，29岁，2008年3月25日初诊。主因全身麻木6个多月就诊。患者2007年9月腹泻后出现右上肢麻木，逐渐进展至全身麻木，胸腹部束带感，低头颈部麻木、串电感（Lhermitte征），行走不稳，便秘，月经后期，量少。舌淡红、苔薄白，脉弦数。在北京宣武医院诊断为多发性硬化。曾用激素地塞米松及甲强龙治疗，病情好转。急诊时泼尼松用量减至每天20mg。西医诊断：多发性硬化。中医诊断：痿证；辨证属气血亏虚、风寒阻络。治以益气活血、息风通络。方用葛根汤、当归补血汤合桃红四物汤加减。处方：葛根、炙黄芪、熟地黄、紫丹参各30g，白芍20g，桂枝、红花、天麻、制香附、乌蛇肉、生姜、大枣、炙甘草、白僵蚕各10g，当归、川芎、益母草、生杜仲、羌活各12g，全蝎3g，川牛膝15g。14剂，每天1剂，水煎，取汁200ml，每天2次，于早、晚服用。

2008年4月8日二诊：全身麻木减轻，低头麻木感消失，背痛身痒，束带感减轻，两腿笨拙，饮食睡眠尚可。舌淡红、苔薄白，脉数。继服上方30剂。2008年5月8日随访，病情进一步好转，束带感亦轻，激素已减停，病情稳定。

按： 多发性硬化属神经系统的疑难疾病，本案患者有腹泻病史，伴有低头颈项麻木，Lhermitte 征明显，其症状和体征均属太阳阳明经所属，《伤寒论》中葛根汤主治"项背强几几"，"项背"就是从后头部一直到腰骶部，后背部的拘急感、疼痛感，均可用葛根汤益气养血，温阳活血，祛风通络。此案多发性硬化的主要表现为肢体麻木，其病位虽在脑髓，但精血同源，精亏而血不足。周绍华教授治疗多发性硬化临床表现出麻木者，多合用当归补血汤益气养血，效果良好。周绍华教授认为在此基础上，要加桃红四物汤、益母草、丹参以加强活血祛瘀的功效。还要再加乌蛇肉、全蝎和白僵蚕，更兼养血祛风功效，因血虚生风，痹阻经络，故当在气血得以温养的条件下搜剔虚邪贼风。肢体束带感，则责之肝气郁滞。周绍华教授喜用香附疏肝降气，调理气机。患者双下肢无力，行走不稳，故加杜仲、牛膝强筋壮骨。至此，方才圆满，故能起效。

案三：紧张性头痛案

孙某，女，27岁，2021年5月7日初诊。主因"反复头痛2年，加重1个月"就诊。患者2年前出现头痛，以顶枕部压榨性疼痛为主，不伴恶心呕吐、畏光畏声，每次头痛持续2天左右可缓解，劳累、受凉易诱发。近半月来患者头痛持续不解，时轻时重，伴颈部僵硬疼痛，乏力，纳呆，失眠，舌质淡、苔薄白，脉细弱。西医诊断：紧张性头痛。中医诊断：头痛；辨证属气血亏虚。治以调补气血、柔筋缓急。方选四物汤加葛根汤加味。处方：葛根、白芍、熟地黄各30g，川芎、当归、党参、羌活、白术各12g，木瓜20g，桂枝、大枣、生姜各10g，甘草6g。7剂，每天1剂，水煎取汁200ml，每天2次，于早、晚服用。

2021年5月14日二诊：患者头痛项强明显好转，头痛时间缩短，用脑过度时感到轻微头痛，头痛不持续，但仍乏力，心烦，睡眠不实，舌淡、苔薄白，脉细弱。守一诊方加炙黄芪、茯神各30g，合欢花15g。14剂，煎服方法同上。

2021年5月28日三诊：患者已无头痛发作，纳可，眠安，舌淡红、苔薄白，脉细。继服原方7剂巩固疗效。

按： 本案患者表现为顶枕部压榨性疼痛、颈部僵硬疼痛，符合紧张性头痛以颅周肌肉紧张为主的特点。《本草经疏》曰："葛根，……伤寒头痛，兼项强腰脊痛，及遍身骨疼者，足太阳也。"周绍华教授从症状和病因角度应用葛根汤以疏经通络，并加用羌活祛风止痛。紧张性头痛常伴有失眠、焦虑等症状，周绍华教授善于加用益气养血、祛风止痛、养心安神之品治疗。患者素体虚弱，气血不足，本虚为主，加用四物汤养血活血，一方面恢复损伤补益气血，另一方面亦可以活血养血，使筋脉得以通畅。二诊患者头痛项强明显好转，头痛时间缩短，但患者乏力，心烦，睡眠不实，舌淡、苔薄白，脉细弱，属心脾两虚、气血不足，在一诊方的基础上加炙黄芪、茯神各30g，取归脾汤之义以调补气血，且加用合欢花理气行血、悦心安神。

二、临床经验

结合以上病例，现将周绍华教授应用葛根汤加减治疗神经系统疾病的经验介绍如下。

（一）经络辨证

葛根汤证的病机是寒湿浸滞在足太阳膀胱经、足阳明胃经所主导的肌肉腠理层，也影响到与肌肉腠理层密切相关的筋骨、关节、脏腑等，致经络不通而出现各种病变。故葛根汤证以经络郁滞且病性属寒者居多。周绍华教授辨证应用葛根汤主要是根据患者的症状表现，颈部为足太阳经和足阳明经循行所经之处，若患者出现有颈部症状，则可选择葛根汤，以之为基础方，再根据气血、阴阳、寒热、虚实进一步加减。

（二）津液辨证

葛根汤见于《伤寒论·辨太阳病脉证并治》，其由桂枝汤加麻黄、葛根而成。"项背强几几"，表明津液不足则经脉拘挛，故用葛根可升补津液。"无汗"，则用桂枝和麻黄这两味药合用发汗。"无汗"为津液虚，需用姜枣草芍救津液。有汗是用桂枝汤的，因为汗出导致津液虚了，里面有姜草枣芍救津液；无汗是用麻黄汤的，麻黄汤里有麻黄、桂枝合用发汗。津液虚又无汗，是用桂枝汤合麻黄和葛根，病在三阳（太阳、少阳、阳明）。

周绍华教授在临床应用葛根汤治疗神经系统疾病，组方用药的原则也是以津液辨证为原则的。其主要辨别点是葛根汤中麻黄应用与否。葛根汤方中的麻黄，其作用不同于麻黄汤中麻黄"开表实，散郁热"的作用，由于配伍芍药，其收敛作用将麻黄的作用点从表皮层拉入肌肉腠理层，与桂枝共同在肌肉腠理层起温散寒湿之效。且配伍葛根、大枣、生姜、炙甘草以升津舒经，温散寒湿。案1患者因发热后出现项背部强直，颈部向一侧屈曲，头偏向右侧旋转，肌肉疼痛，身重，畏寒肢冷、蜷卧喜暖、小便清长，大便正常或稀溏，舌淡、苔白润，浮缓紧，故以葛根汤原方加味，既可通阳明经络，又可调和营卫，兼可发汗。案2、案3均无明显表证，故去麻黄。

（三）气血辨证

周绍华教授灵活应用葛根汤方剂治疗神经系统疾病强调辨证也要求顾其本，要注重是否存在气血不足，而不是刻板地对应疾病和方证。案1在予葛根汤的基础上再加虫类息风通络，标本得治，患者痉挛症状得以控制。周绍华教授治疗痉证擅于用全蝎、蜈蚣、地龙、僵蚕等虫类药物息风通络，走血分，但长期应用搜风通络药物会导致气血耗伤，所以不可以久用，中病即止。案2中对多发性硬化的辨证，周绍华教授应用葛根汤加减化裁，但周绍华常常强调通过辨别症状的主次确定病损之脏腑经络，以肢体麻木为主者责之气血不足，肢体麻木者参合当归补血汤、桃红四物汤加减以益气养血、温阳活血。案3患者的紧张性头痛，头痛以伴有肩颈部肌肉僵硬疼痛为主，情绪方面稳定，不伴有自主神经功能紊乱症状。对头痛的辨证治疗，周绍华教授主要从血虚而风邪入侵考虑其病因病机。常以葛根汤加四物汤为基础方养血活血，并添加柔肝之品息风止痉，这也是周绍华教授临床治疗紧张性头痛的一大特点。

（郭春莉）

第五节
苓桂术甘汤治疗脑梗死后遗症新发系统性眩晕案

季某某，男，46岁，2014年7月8日主因"突发右侧肢体无力伴言语不利1天余"就诊于北京某神经专科医院，神志清楚，构音障碍，双眼右向凝视受限，右侧鼻唇沟变浅，伸舌右偏，左上下肢肌力5级，右上肢肌力近端1级、远端0级，右下肢近远端肌力1级，右肢肌张力低，右侧共济失调运动无法完成，右侧肢体痛觉减退，右病理反射阳性。诊断：①急性脑梗死（左侧额叶、颞叶、顶叶、岛叶）、右侧中枢性偏瘫、右侧中枢性面舌瘫、构音障碍；②左侧大脑中动脉M2段闭塞。予抗血小板聚集，降脂，清除自由基，改善微循环，营养神经及对症治疗，症状有所改善，出院后多次前往北京某中医院行康复治疗，恢复至言语正常，可自行站立及行走，左上下肢肌力5级，右上肢近端肌力4级⁻、远端肌力3级⁺，右下肢近远端肌力4级⁻。

2022年7月初，患者突发头晕，伴视物旋转，无法站立，行头颅CT平扫示左侧额、颞、顶、岛叶大面积脑梗死，脑内多发腔隙性脑梗死，脑白质变性，较前对比，未见新发病灶，考虑系统性眩晕可能性大，予对症治疗，眩晕无缓解，于2022年7月26日就诊于周绍华教授门诊，症见头晕伴视物旋转，视物重影，恶心欲呕，一日发作数次，发无定时，无法站立，右侧肢体力弱，右上肢肌张力高，急躁易怒，恐惧担心，眠差，食欲减退，大便黏滞，尿黄。舌红胖大，苔黄腻，脉弦细数。查体见向左水平眼震。患者既往心肌梗死并冠脉支架植入术后（2004年6月），2型糖尿病、高血压、高尿酸血症、高脂血症均规律服药控制。中医诊断：眩晕（肝胆湿热），治以清肝泻火、利水渗湿，方用龙胆泻肝汤加减。龙胆草10g，夏枯草10g，黄芩12g，菊花12g，柴胡10g，车前子15g，泽泻12g，决明子20g，当归12g，红花10g，川芎12g，葛根30g，白豆蔻5g，姜半夏9g，炒白术12g，远志6g，生甘草10g。14剂，水煎服。

二诊：患者服药 2 周后，眩晕发作次数减少，程度有所减轻，仍视物重影，能扶物站立，右侧肢体力弱，右上肢肌张力高，担心恐惧，心烦急躁，饮食正常，大便 3 日未解。舌暗色淡，体胖有齿痕，苔黄腻，脉弦细数。查体见向左水平眼震。考虑热象较前减轻，情绪症状明显，故改为芩连温胆汤清热化痰，同时加用桃红四物汤养血活血。处方：黄连 5g，黄芩 12g，法半夏 9g，炒白术 12g，茯神 30g，胆南星 10g，枳实 12g，竹茹 10g，白豆蔻 5g，桃仁 10g，红花 10g，生地黄 20g，当归 12g，赤芍 12g，白芍 12g，川芎 10g，桑枝 30g，羌活 12g，川牛膝 15g，杜仲 12g，火麻仁 10g，生甘草 10g。14 剂，水煎服。

三诊：患者服上方后，眩晕仍时有发作，晨起和站立时尤甚，视物重影，右侧肢体力弱，右上肢肌张力高，右下肢畏寒，恐惧担心，心烦急躁，饮食正常，大便黏滞。舌暗色淡，体胖有齿痕，苔黄腻，脉弦细数。查体见向左水平眼震。考虑一直以肝胆湿热论治，眩晕未进一步减轻，患者主要伴随症状为右侧肢体力弱伴畏寒，证属阳虚，而苔黄腻、脉弦数属湿热，脉症不符，故本次舍脉从症，从阳虚湿困论治，法循温阳化气、健脾利水，予苓桂术甘汤加减。茯苓皮 30g，肉桂 6g，炒白术 12g，炙甘草 10g，附子 10g，桃仁 10g，红花 10g，生地黄 20g，白芍 12g，川芎 10g，当归 12g，菊花 12g，陈皮 10g，竹茹 10g，车前子 15g。14 剂，水煎服。

四诊：患者服上方 2 周后，眩晕发作次数明显减少，无视物重影，右下肢畏寒好转，右侧肢体力弱，右上肢肌张力高，担心恐惧减轻，饮食、二便正常。舌暗色淡，体胖有齿痕，苔黄腻，脉弦细稍数。查体未见向左水平眼震。效不更方，在上方基础上，加用萆薢 10g 通利关节，怀牛膝 15g 补肾强筋。14 剂，水煎服。

按："无风不作眩""无痰不作眩""无虚不作眩"被称为"三不作眩"学说，是对眩晕病机的纲领性概括。《景岳全书·眩运》："丹溪则曰无痰不能作眩，当以治痰为主，而兼用他药。余则曰无虚不能作眩，当以治虚为主，而酌兼其标。"周绍华教授指出，临床上痰饮致眩的患者十分常见，但症状较重的眩晕，如急性前庭综合征，除痰饮上扰以外，多伴有阳虚症状，此类眩晕多于移动或起身时发作。本案患者眩晕即因阳虚水气上冲所致，遂用苓桂术甘汤化裁温阳化饮、健脾利水以止眩。

苓桂术甘汤出自《伤寒杂病论》。《伤寒论》："伤寒若吐若下后，心下逆满，气上冲胸，起则头眩，脉沉紧，发汗则动经，身为振振摇者，茯苓桂枝白术甘草汤主之。"苓桂术甘汤主治证为伤寒误吐下后，脾阳虚受损，水气上冲。《金匮要略》："心下有痰饮，胸胁支满，目眩，苓桂术甘汤主之；肾气丸亦主之"；"夫短气有微饮，当从小便去之，苓桂术甘汤主之"。苓桂术甘汤主治证不再局限于伤寒的失治误治，而是阳虚饮停均可运用。

苓桂术甘重用茯苓为君，取其甘淡之性，祛邪与扶正均善，利水湿而不伤正，周绍华教授常替换为茯苓皮，增强淡渗利水之力。桂枝为臣，该药为张仲景常用解表药，取其辛温之性以开太阳，痰饮水邪属阴邪，需"温药和之"，桂枝为阳药，能温通阳气，阳气充足则痰饮水邪自除。周绍华教授临证如见肢体感知觉障碍者，常用桂枝兼具温通经脉之力，如见肾阳虚明显，下肢畏寒者，则替换为肉桂，温肾阳而助脾阳。白术为佐，取其苦温之性，既能助桂枝温运，又可助茯苓燥湿利，水使水饮"得温而行"，周绍华教授临证见湿浊内阻重者，常替换为苍术，增强燥湿运脾之力。甘草为使，取其甘平之性，有"国老"之称，能"使之不争"可和诸药。药虽四味，配伍严谨，温而不热，利而不峻，标本兼顾，既能消已成之痰又能绝生痰之源。

本案为脑梗死后遗症患者新发系统性眩晕，龙胆泻肝汤等清利湿热治疗初期有效，但后期症状改善不明显，考虑患者久病，阳气虚衰，阴寒内盛，逼迫虚阳浮越于上，出现心烦急躁、苔黄等假热之象，而下肢畏寒，肢体力弱，大便黏滞等为真寒之象，遂舍脉从症，改用苓桂术甘汤温阳利水，疗效显著，是苓桂术甘汤治疗眩晕的典型案例。

（刘晓萌）

第六节

补中益气汤联合参附汤治疗多系统萎缩顽固性高热

甘温除热法为金元四大家李东垣对《内经》"劳者温之，损者益之"的总结发挥，李东垣先生在《内外辨惑论》中论述曰："是热也，非表伤寒邪皮毛间发热也，乃肾间受脾胃下流之湿气，闭塞其下，致阴火上冲，作蒸蒸而燥热，上彻头顶，旁彻皮毛，浑身燥热作，须待坦衣露居，近寒凉处即已，或热极而汗出亦解"；又云"唯当以辛甘温之剂，补其中，升其阳，甘寒以泻其火，则愈"。代表方为补中益气汤，现代临床中以此方应用于临床各科，如不明原因发热、恶性肿瘤并发感染发热、血液病发热、术后体虚发热、妇科产后发热等，均表现为缠绵难愈的发热，取得明显的疗效，而在神经科多系统萎缩后期顽固性发热未见报道。临床甘温除热法以补中益气汤为代表方，亦用当归补血汤、小建中汤、六君子汤等，而应用参附汤者未见报道，周师应用补中益气汤联合参附汤治疗多系统萎缩顽固性高热1例，效果显著，具体病案如下。

患者，张某，男性，63岁，2013年7月24日就诊。主诉：发热2个月。此患者是确诊为多系统萎缩患者，体质衰弱，2个月前无明显原因发热，为高热，查血、尿常规及生化指标未见异常，无呼吸系统及泌尿系统症状，发热形式为高热，应用众多退热药物效果不明显，体温38.5~39.8℃之间，机体衰败，痛苦不堪，为求彻底诊治遂来中医门诊。诊时症见：发热，体温38.9℃，怕冷，四肢周身酸痛，面色㿠白，神疲倦怠，大汗淋漓，四肢冷汗，坐位不稳需家属扶持，已不能站立10余天，声音嘶哑，含糊不清，进食无呛咳，小便失禁，大便控制欠佳，舌质红少苔水滑，脉沉细数无力。诊断：心脾肾俱虚、阳虚发热。治则：温补阳气，甘温除热。处方：补中益气汤合参附汤化裁。方药：生黄芪30g、生晒参10g（另煎兑服）、炒白术12g、北柴胡10g、制附子10g、当归12g、升麻10g、菖蒲10g、羚羊角粉0.6g（分冲）、炙甘草10g。14

剂，水煎服，日1剂，日2次分服。

8月7日二诊：患者发热减轻，体温波动于37.5~38.6℃之间，体温下降1℃，精神稍好，出汗减少，周身酸痛缓解，腰痛，服药后无不适，自觉四肢无力气，舌质红水滑少苔，脉沉细数无力。效不更方。加陈皮15g、狗脊30g、黄芩12g、麦冬15g、生石膏30g、生姜3片。21剂。水煎服，日1剂，日2次分服。

8月28日三诊：患者体温渐降，波动于36.9~37.9℃之间，极少到37.9℃，已无出汗，面色较前红润，腰腿疼痛，不能站立，身体向右倾斜，舌红少苔，脉沉。上方去生姜，加寒水石30g（先煎）、丹皮10g。14剂。水煎服，日1剂，日2次分服。

9月11日四诊：患者体温正常，36.5℃，偶有一次37.7℃，精神可，语言较前清晰，现双腿无力不能站立，膝关节疼痛，腿肿，夜尿多，尿失禁，舌质红苔薄白，脉沉。辨证：脾肾两虚，气化失常。治则：健脾补肾，温阳固涩。处方：右归丸加减调服。10月9日复诊，体温正常，精神明显转好，扶持可走路，腿无力，偶有腿肿，舌质红苔薄白，脉沉细。继服上方调理。

按： 多系统萎缩属中医学"眩晕""骨繇""虚劳""喑痱"等范畴，病机以虚证为主，损及肝脾肾三脏，为肝脾肾气血精津及阳气不足。西医学认为多系统萎缩的病理特征是中枢神经系统广泛的神经元萎缩、变性、脱失及反应性胶质增生等。临床表现：走路不稳、眩晕、耳鸣、视物模糊、言语缓慢不流利、小便失禁、肢体无力、行走困难、肌肉瘦削、气短乏力等，甚至出现突然昏仆，不省人事，面色黄而少华，唇淡或暗，吞咽困难、呛咳、气短声低、体温异常、多汗或无汗。

气虚发热多由脾胃气虚所引起。李东垣《脾胃论》中指出：它是由于"脾胃气虚，则下流于肾，阴火得以乘其土位"而发热。上午阳气初生而未盛，故以上午常见，且劳则气耗，故劳倦则复发或加重。脾胃虚弱，运化失职，则饮食乏味，声低气短。脾主四肢，气虚则肢体乏力。气虚卫外不固则恶风、自汗。舌质淡舌苔薄，边尖齿痕，脉大无力，皆属气虚之象。《景岳全书·脾胃》曰："人之始生，本乎精血之原，人之既生，由乎水谷之养。非精血无以立形体之基；非水谷，无以成形体之壮"；"水谷之海本赖先天为之主，而精血之海又赖后天为之资。"脾主运化水湿，须有肾阳的温煦蒸化。脾与肾相互影响，互为因果。如肾阳不足，不能温煦脾阳，致脾阳不振或脾阳久虚，进而损及肾阳，引起肾阳亦虚，二者最终均可导致脾肾阳虚。甘温除热法既可应用于气虚、血虚发热，亦可应用于阳虚发热，治法特点为以甘温为主，补气药和升提药同用，使脾气充足清阳复位，阳气不郁而体热自解。

周师分析此患者多系统萎缩多年，素体脾肾两虚，症状表现为发热2个月，伴随四肢周身酸痛，怕冷，面色㿠白，神疲倦怠，大汗淋漓，四肢冷汗，声音嘶哑，小便失禁，与气虚发热病机相同，为中焦动能不足，转枢不利，三焦气机升降失常，人体气机逆乱，升者下陷，降者上逆，乖而生热。且此患者阳气衰败，脾阳、肾阳俱虚，表现为四肢冷汗、大汗淋漓，舌虽红但苔水滑，脉见沉细无力。正如《景岳全书》所说："阳虚者亦能发热，此以元阳败竭，火不归元也。"治此之热必振奋真阳，方可浮阳内返，虚火归元，而热自解。以补中益气汤补益中气，升提下陷之中阳，使清阳复位，以参附汤振奋肾阳。谨按《神农本草经》人参补脏腑元气，附子益脏腑真阳，火衰阳弱，非此不能回生。又如《医方集解》云："火从肾出，是水中之火也，火可以水折，水中之火不可以水折，附桂与火同气而味辛，能开腠理至津液，通水道，据其窟宅而招之，同气相求，火必下降矣。"阳虚发热为虚证发热中最危重的表现，患者热势虽高但畏寒，倦怠嗜卧，四肢厥冷，汗出如洗，脉见沉细，治必回阳救逆。周师称治病必依古法而参现代药理，不必为古法限制，在甘温除热为立法的基础上加入凉血之品，应用补中益气汤合参附汤加羚羊角粉凉血清热解毒，石菖蒲豁痰开窍，周师称菖蒲可使人不倦，现代药理表明其有降低体温的作用，调理14剂患者体温下降1℃，且精神转好，出汗减少，周身酸痛缓解说明阳气渐复，阳气恢复有力驱邪外出。患者热盛日久伤阴，阴津受损，二诊加入生石膏、黄芩以清热泻火、生津止渴，加麦冬养阴润肺、益胃生津、固护胃阴。三诊时体温再降，面色改观，机体功能恢复，坐位已不需扶持，水滑苔改为少苔，脉由沉细无力变为脉沉均为脾肾阳气恢复的表现，因患者发热日久，热必入血分，故去生姜而加寒水石、丹皮直折血分之热。近40日内将此顽固高热去除，实属罕见，考虑患者病本为脾肾阳虚以右归丸健脾补肾、温阳固涩调理善后。至10月9日复诊时患者已能走路，体温正常，家属连声道谢，称周师为神医。周师告诫我们临证辨证要准确，用药勿杂乱，习读古籍，沿用古方，紧参现代研究成果。

总结：本案的难点在于多系统萎缩是神经科疾病中的疑难重症，而发热又是多系统萎缩发展到后期的表现之一。发展到此期时患者往往元气衰败、气血亏虚，故表现为大热，怕冷，面色㿠白，倦怠乏力，声低气怯、冷汗淋漓，医者见此危急病候多无从下手，周师高明之处在于抓住患者元气衰败、中气下陷的病机，大胆应用补中益气汤合参附汤，称此患者病情危急，如不用峻剂迅补元阳、升提中气，病邪再次深入恐不可挽回，甚则伤及患者性命。本案的亮点就在于此，周师以立法潜方用药，效如桴鼓，短期即获神效。

（缴秀珍）

第三章

用药特点

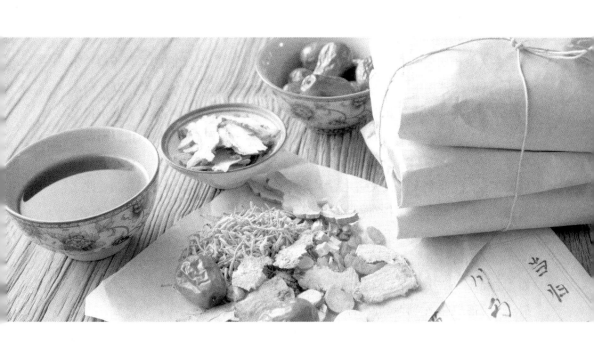

第一节
麻黄在神经系统疾病中的应用

麻黄味辛，微苦，性温。归肺、膀胱经。具有发汗解表、宣肺平喘、利水消肿、散寒通滞的作用。用于治疗风寒感冒、咳嗽气喘、水肿等症。周绍华教授常将麻黄应用于治疗以下神经系统疾病。

一、麻黄治疗尿失禁

尿失禁中医属"遗溺"范畴。《素问·宣明五气》曰："膀胱不利为癃，不约为遗溺"；"遗溺一证，有自遗者，以睡中而遗失也。有不禁者，以气门不固，而频数不能禁也。又有气脱于上，则下焦不约，而遗失不觉者，此虚极之候也。总之，三者皆属虚证，但有轻重之辨耳。……唯是水泉不止，膀胱不藏者，必以气虚而然。盖气为水母，水不能蓄，以气不能固也。……此唯非风证及年衰，气弱之人，或大病之后多有之。仲景曰：下焦竭则遗溺失禁，此之谓也。"由此可见，遗溺多属于虚证，且气可调节水之运行，可司膀胱之开合，故治疗遗溺应从补气入手，而肺主一身之气，故应从调节肺之气切入。

肺主治节，可通调三焦水道，在调节膀胱之固约作用中发挥关键作用，正如《血证论》："小便虽出于膀胱，而实则肺为水之上源，上源清，则下源自清。"《金匮要略》："肺痿吐涎沫而不咳者，其人不渴，必遗尿，小便数，所以然者，以上虚不能制下故也。"肺气虚则不能制下，小便不禁则膀胱失约导致遗尿。

麻黄上开肺气以发汗，中通三焦水道，下调膀胱气化，为宣肺调节膀胱功能之要药。取麻黄通阳化气之义，恢复膀胱气化，使开阖有度则遗尿自止。古籍中未见麻黄治疗尿失禁之论述，近代有学者使用麻黄治疗小儿遗尿获得较好疗效，周绍华教授通过总结多年临床经验，发现麻黄在治疗因神经系统疾病导致的尿失禁中疗效显著，配合人参大补元气，鹿茸壮阳温肾疗效更佳。《景岳全书》同样指出："凡治小便不禁者，古方多用固涩，此固宜然；然固涩之剂，不过固其门户，此亦治标之意，而非塞源之道也。盖小水虽利于肾，而肾上连肺。若肺气无权，则肾水终不能摄，故治水者必须治气，治肾者必须治肺。"

结合现代研究，麻黄有可能通过兴奋神经中枢及调节平滑肌功能从而改善遗尿。麻黄所含的麻黄碱具有兴奋神经中枢的作用，麻黄碱可直接激活肾上腺素受体，且能够通过血脑屏障，具有较显著的中枢兴奋作用。而排尿反射的完成由大脑皮层额叶前部判断排尿时间和地点是否恰当，决定最终是否完成排尿，因神经系统疾病如阿尔茨海默病、多系统萎缩等导致遗尿的患者，多存在神经中枢功能异常，兴奋性降低的情况，因此麻黄碱有可能通过兴奋神经中枢从而改善遗尿症状。另外，麻黄碱对平滑肌有调节作用，麻黄碱可作用于膀胱平滑肌的 α、β 肾上腺素受体，α 受体激动作用使三角肌和括约肌收缩，β 受体激动作用可使膀胱逼尿肌舒张，从而增加膀胱容量，改善遗尿症状；尿液的生成包括肾小球的滤过和肾小管的重吸收、分泌和排泄作用，因肾血管平滑肌上 α 受体在数量上较 β 受体占优势，麻黄内的生物碱作用于肾血管，使肾血管显著收缩而减少肾血流量，滤过压降低，使尿量减少。

二、麻黄治疗直立性低血压

直立性低血压是一种因自主神经系统功能失调，导致直立位时血压降低而脑供血不足的症状性疾病。若合并有其他系统的变性，则称之为多系统变性。临床表现为眩晕、晕厥、视物模糊、全身乏力、大小便障碍、出汗减少、阳痿、构音障碍等。

直立性低血压在中医学属于"眩晕""厥证"等范畴。《灵枢·海论》曰："髓海不足，则脑转耳鸣，胫酸眩冒，目无所见，懈怠安卧。"直立性低血压多为虚证，有阴血不足，气随血衰，阳随阴消，神明无主，发为厥证者；有元气素虚，体位骤变之下，中气不足，清阳不升，血不上达，精明失养，发为厥证者；或因肾精亏耗，髓海失养，发为厥证者。厥之虚证，与脾肾关系密切，阴、阳、气、血的亏虚是其内在因素。故治疗总以健脾益气、温肾壮阳为大法。

麻黄味辛性温，具有辛散之效，可升散阳气，从而辅助发挥健脾益气温肾壮阳的作用；麻黄归肺经，金水相生，肺肾相生，故而可通过温肺金进而发挥温肾之效。结合现代药理，麻黄碱是拟交感神经药物，可抑制单胺氧化酶的活性，使肾上腺素和肾上腺素能神经的化学传导物质的破坏减慢，从而引起交感神经系统和中枢神经系统兴奋，提高心肌收缩功能，继而增强心输入量，改善心率，调节能量代谢及血流动力学状态，有效纠正低血压。在临床中，麻黄配合人参大补元气，鹿茸壮阳温肾疗效更佳。

（梁晓）

第二节
善用对药

周绍华教授擅用对药，常说药物两两配伍使用，简便、实用、疗效确切。教导学生多用药对，强调药对作用广泛，有起到协调作用者，有互消其副作用取其所长者，有相互作用产生特殊效果者，也有性味相反相互佐制者。

一、乌药、香附

香附辛散苦降，不寒不热，善于理气开郁，为妇科调经之良药。又可入血分，理气而不伤血，故被称为"血中气药"。本品善于宣散，能通行十二经脉，疏肝理气，调经止痛；乌药辛开温通，顺气降逆，散寒止痛，温下元，调下焦冷气。香附以行血分为主，乌药专走气分。香附偏于疏肝理气，乌药长于顺气散寒。二药伍用，直奔下焦，行气消胀，散寒止痛力增。乌药、香附伍用，出自《韩氏医通》青囊丸，方由香附、乌药组成，治疗一切气病。周绍华教授常以二药合用治疗各种原因引起的腹内积气，胀满不适甚至疼痛，用之易排出气体，消胀止痛；亦常加椿根白皮治疗各种妇科炎症，效佳。

二、石菖蒲、远志

菖蒲辛散温通，利气通窍，辟浊化湿，理气化痰，活血止痛。远志辛温散寒，宁心安神，散瘀化痰。远志通于肾交于心，菖蒲开窍启闭宁神，二药伍用，可通心窍、交心肾，使益肾健脑、开窍宁神之力增强。石菖蒲、远志合用，名曰远志汤，出自《圣济总录》，《备急千金要方》加入龟甲、龙骨，名为孔圣枕中丹。用于治疗心血虚弱、精神恍惚、心神不宁、健忘、失眠等症。周老常以远志汤治疗头晕，头脑不清，心烦意乱，失眠，记忆力减退，若痴呆则加黄精、首乌或五子衍宗丸等以增强补肾填髓、健脑益智之功。

三、郁金、枯矾

郁金辛而不热，先升后降，既能入气分以行气解郁，又可走血分以凉血清心、破瘀散结，善治痰浊蒙蔽心窍；枯矾气味酸寒，既能燥湿又能化痰，尤善祛风痰，更能逐热痰。郁金以开窍为主，枯矾以化痰为要。二药伍用，豁痰开窍之功大增。郁金、枯矾伍用，名曰癫痫白金散，出自《外科全生集·马氏试验秘方》，治痰阻心窍而致的癫痫痴呆，突然昏倒，口吐白沫。《医方考》以白金丸治失心癫狂。周老常以白金散治疗癫痫大发作，疗效明显。

四、荆芥、黄芩

荆芥味辛芳香，性温不燥，气质轻扬，以辛为用，以散为攻，发散上焦风寒以解表邪；黄芩苦寒，泻火解毒，止血，安胎。荆芥散寒解表，黄芩苦寒清里。二药配伍使用，一表一里，一清一解，清解合用，增强解表退热之力。荆芥、黄芩配伍为施今墨所创，主要用于治疗外感病，证属外寒内热者。周师常以二药伍用治疗寒热错杂之头痛、三叉神经痛等病。患者既有患处怕风怕凉之表寒证，又有心烦急躁等里热证，二药相伍，寒热并用，效果甚佳。

五、玫瑰花、代代花

玫瑰花理气解郁，和血散瘀；代代花理气宽胸，疏肝和胃，开胃止呕。玫瑰花偏走血分，以和血散瘀为主；代代花偏走气分，以理气散结为要。二药伍用，一气一血，气血双调，芳香化浊、醒脾开胃、理气止痛的作用增强。周绍华教授在治疗心阴亏虚型失眠、焦虑等病时常以二药伍用，因感悟现代人生活、工作压力大，而花类芳香，可使人心情愉悦，且此二花理气而不伤阴，故在阴血不足时也可放心使用，若患者心烦急躁明显，亦可加凌霄花以增强清热之功。

六、全蝎、蜈蚣

全蝎平肝息风解痉，祛风通络止痛，解毒散结消肿；蜈蚣息肝风解痉挛、止抽搐，通经络、止疼痛，解毒散结消肿。二者皆入肝经，为息风解痉圣品。全蝎、蜈蚣伍用名为止痉散，又称蜈蝎散。可治疗手足抽搐、角弓反张以及惊痫等症。周老认为，凡虫类药物，走窜力胜，擅入络脉，搜邪剔络，无血者走气，有血者走血，灵动迅速，擅长搜剔络中瘀浊，使血不凝，气可宣通，祛邪而不伤正，且息风止痉作用倍增。故常用此二药合用治疗癫痫、中风，顽固性头痛，以及风湿痹痛诸症，疗效甚佳。

七、熟地黄、砂仁

熟地黄甘温滋腻，补益肝肾，滋阴养血，生津填髓；砂仁辛散温通，芳香理气，行气和中，开胃消食，温脾止泻，理气安胎。以砂仁辛散之性，去熟地黄黏腻碍胃之弊。二药伍用，互制其短而展其长，为施今墨常用，用以治疗津亏血少主症。周师常告诫学生，遣方用药，不仅要考虑到药物作用，还要顾及药物副作用。如熟地黄质体黏腻，易于碍胃腻膈，故以砂仁辛散之性佐制。二药合用，补血、滋肾、开胃之力甚妙。

八、黄连、肉桂

肉桂温营血，助气化，通血脉，散寒凝；黄连清热燥湿，泻火解毒。肉桂温热，擅长补命门之火，黄连善于泻心经之火。二药合用，寒热并用，相辅相成，泻南补北，交通心肾。黄连、肉桂伍用，名曰交泰丸，出自《韩氏医通》，主治心肾不交、怔忡失眠等症。周老又因黄连可清上焦心火，肉桂能引火归元，常用此方治疗心烦心悸、失眠多梦，又兼有遗精阳痿、腰膝酸冷等上热下寒诸症。并常嘱学生灵活选择二药用量，若心火盛明显则多用黄连，若下焦冷为主则以肉桂量为多。

（宁侠）

第三节
花类药在精神系统疾病的应用

一、玫瑰花行气解郁

玫瑰花味甘、微苦。性温。归肝、脾二经。本品芳香疏泄，药性平和，柔肝醒脾，畅气活血。既能疏肝理气解郁，又能和血散瘀调经。治肝胃不和所致的胁肋脘闷、胃脘胀痛，可与佛手、香附、郁金等同用。《本草纲目拾遗·卷七·花部》："和血，行血，理气，治风痹。"

周绍华教授指出：玫瑰花既可入肝经气分，又入脾经血分，既可行肝气，又可调血，为气中血药，专理血中气滞。《本草正义》："玫瑰花，香气最浓，清而不浊，和而不猛，柔肝醒脾，流气活血，宣通窒滞而绝无辛温刚燥之弊，断推气分药中，最有捷效而最为驯良者，芳香诸品，殆无其匹。"

二、菊花疏风清热、平肝明目

菊花味辛、甘、苦。性微寒。归肺、肝经。首先，本品清芳疏泄，善祛风热热邪，故常用于外感风热及温病初起，发热、头晕等症，常与桑叶相须配伍。其二，本品能清肝明目，用于肝经风热或肝火上攻所致的目赤肿痛，常与桑叶、夏枯草、蝉蜕等配伍。用于肝肾阴虚之眼目昏花，常与枸杞子、熟地黄、山茱萸、山药、丹皮等同用，如《医级·杂病类方》杞菊地黄丸。其三，本品能平降肝阳。用于肝阳上亢的头晕目眩、头胀头痛等症，常与石决明、白芍、钩藤等同用。外感风热多用黄菊花，清热明目、平肝多用白菊花，解疗疮毒多用野菊花。

（一）白菊花平降肝阳，清泻肝火

周绍华教授善用白菊花平降肝阳，他指出：白菊花苦凉，又入肝经，具有平肝清热，疏肝理气的功效。常用于治疗因肝气郁滞，或肝郁化火引起的诸症。如心烦、郁闷、急躁、易怒、焦虑、头晕等。

（二）白菊花配枸杞子，益阴明目

白菊花体轻达表，气轻上浮，且甘寒益阴。白菊花入肝经，肝为风木之属，开窍于目。故白菊花可益阴明目，为明目之要药。周绍华教授多将白菊花和枸杞子配伍使用，清肝滋阴明目，治疗目涩眼干、视物昏花。

（三）白菊花疏风清热，治头痛

白菊花性味甘苦而凉，可清热泻火，其气轻上浮，可清上焦之热。兼之体轻达表，疏散风邪，故可疏散风热之邪。周绍华教授常将其用于治疗风热头痛。

（四）白菊花配伍蔓荆子

周绍华教授在使用白菊花治疗头痛时多与蔓荆子合用，以增强疏散风热的效果。

三、凌霄花清肝息风、活血破瘀

凌霄花味辛，微寒，归肝经。具有活血破瘀、凉血祛风的功效。凌霄花始载于《神农本草经》，原名紫葳，到唐代《新修本草》始命名为凌霄花。《本草纲目》中记载："俗谓赤艳曰紫葳，此花赤艳，故名。附木而上，高数丈，故曰凌霄。"

凌霄花在《神农本草经》中主要用于妇产科疾病，谓"主妇人产乳余疾，崩中，癥瘕，血闭……"首先提出可治与瘀血有关之症。《药性论》和《日华子本草》补充了凉血祛风的作用，《药性论》曰"主热风，风痫"。此后，《本神农草经疏》云："紫葳，入肝行血之峻药。"《医林纂要》认为凌霄花能"缓肝风，泻肝热，治肝风颠顶痛"。

周绍华教授主要取其清肝火之功效，结合其活血调经之特点，将之用于治疗妇女肝郁化火导致的情绪抑郁、失眠、心烦、经行不畅诸症。

现代研究表明：凌霄花含芹菜素、β- 谷甾醇。芹菜素具有似罂粟碱样的镇痛作用，并有消炎、扩张支气管和增强妊娠小鼠子宫收缩的作用。

四、合欢花疏肝解郁、安神定志

合欢花味甘、性平。归心、肝经。功效在于安神解郁，活血消肿。合欢花首载于宋代寇宗奭《本草衍义》："合欢花，其色如今之醮晕线，上半白，下半肉红，散垂如丝，为花之异。"

合欢花具有与合欢皮相似的解郁安神作用，且理气解郁作用更优于合欢皮。但其活血消肿作用较弱，不及合欢皮。用于治疗情志不畅，肝气不舒之心烦、郁闷、失眠、多梦等症。

（宁侠）

第四节
"参"的分类功效

一、人参大补元气

人参味甘、微苦。性微温。归脾、肺经。元气充足，心气得养，则神安智聪，人参能大补元气，并有安神增智作用。治疗失眠多梦，惊悸健忘，单用即效。证属心肾不足，阴亏血少者，则与生地黄、麦冬、丹参、柏子仁等同用，以滋阴养血安神，如《摄生秘剖·卷一》天王补心丹。气血互生，人参通过补气而滋养阴血，可治血虚或气血双亏之证，常与当归同用，如《景岳全书·古方八阵》参归汤。

人参，因产地、加工方法及药用部位的不同，功效不同。一般认为野山参补力较大，其中生长年代久远者，功效最佳但产量小、价格昂贵，非病情严重者，一般不用。而园参补力较弱，但药源广，价较廉，病情一般者多用。产于吉林、辽宁及朝鲜者，补力较优。参须力量较弱。生晒参适用于气阴不足者，红参性偏温，适用于气弱阳虚者。《名医别录》："调中，止消渴，通血脉……令人不忘。"

（一）红参益气温阳，治疗厥证

周绍华教授治疗厥证常用红参。人参味苦，微温不燥，具大补元气之功能。元气衰微，体虚欲脱，用之可以益气救脱。蒸制后干燥者，称为红参。红参性偏温，更宜于气虚阳弱者，故阳气虚之证，宜选用红参。

厥证是以突然昏倒，不省人事，四肢厥冷为主要表现的一种病证。主要是由于气机突然逆乱，升降乖戾，气血运行失常造成的。气机逆乱又有虚实之分。大凡气盛有余者，气逆上冲，血随气逆，或夹痰夹食，壅滞于上，以致清窍暂闭，发生厥证。气虚不足者，清阳不升，气陷于下，血不上达，以致精明失养，也可发生厥证。周绍华教授治疗厥证气虚阳衰者，必用红参。

（二）人参益气健脾，治疗痿证

周绍华教授用人参治疗痿证。痿证是指肢体筋脉弛缓，软弱无力，肌肉萎缩的病证。脾胃为后天之本，若素体脾胃虚弱，或久病成虚，中气受损，则受纳、运化、输布的功能失常，气血津液生化之源不足，无以濡养五脏，运行血气，以致筋骨失养，关节不利，肌肉瘦削，而肢体痿废不用。人参益气健脾，为虚劳内伤第一要药，凡一切气血津液不足之证，皆可应用。

二、党参益气健脾、养心安神

党参性味甘、平，归脾、肺经。不燥不腻，既能补益脾肺之气，又可养血生津，故常用于脾胃虚弱食少便溏，肺气不足气短倦怠，津液亏耗口渴喜饮气血不足面色萎黄等。党参补力较人参薄弱，无大补元气之功，故一般脾肺气虚之证，可以党参代人参，但如属气虚之脱证，则用人参。

（一）党参健脾安神，治疗郁证之心脾两虚证

周绍华教授应用党参健脾安神，治疗郁证。

郁证可因思虑过度，劳伤心脾所致。心主神明，赖血以养之，心血不足，神失所养，神明不安则见失眠、健忘、心悸、心烦、急躁。张介宾在《景岳全书》中说道："血虚则无以养心，心虚则神不守舍，故或为惊惕，或为恐畏，或若有所系恋，或无因而偏多妄思，以致终夜不寐，及忽寐忽醒，而为神魂不安等证。"脾为气血生化之源，《灵枢·决气》说"中焦受气取汁，变化而赤，是谓血"，脾气健旺，可化生营血，调和五脏，洒陈六腑，营运周身。脾气不足，运化失健，则便溏、腹胀、口干。四肢百骸失其濡养，故倦怠乏力。此均为气血亏虚的表现。治疗宜益气补血、健脾养心。

党参甘平，归脾、肺经，既能补益脾胃，又能助精养神，脾气充足，则气血生化有源，起到补五脏、安精神、定魂魄之功效。

（二）党参补心胆之气，治疗郁证之心胆气虚证

周绍华教授认为郁证可因心胆气虚所致。此证多劳倦等而致气血亏虚，伤及心胆，心血亏虚，心神失养则见入睡困难、易醒、健忘；胆气不足则表现为恐惧不安、胆小、紧张感、多虑、多疑；阴血虚而生内热，热扰心神则表现为心烦、急躁、易怒；"神不宁则悲"故见易悲、易动感情；气虚则全身乏力；阴血亏虚，血不养筋，筋脉失养则见各个部位疼痛。此证主要特征在于胆气不足所致的害怕症状，治法补心胆之气，佐以除烦。党参可益胆气安心神。心胆气足，则神自安。

三、太子参益气养阴

太子参性味甘平，归脾、肺经。既可补气，又可生津，为清补之品，故适用于脾肺亏虚、气阴不足之证。但其补气之力不及人参、党参，养阴生津之力不及西洋参，因其药力薄弱，一般须大剂量连续服用，方能见效。清·赵学敏《本草纲目拾遗》引《百草镜》明确指出"太子参即辽参之小者"，其性能功用与人参同。而今之太子参指石竹科异叶假繁缕的块根，功善补气生津。周绍华教授应用其治疗气阴两虚证导致的心悸、不寐。

（宁侠）

第五节
有情之品在神经系统变性病中的应用

一、紫河车

紫河车味甘、咸。性温。归肺、肝、肾经。具有温肾补精、益气养血之功效。肾为先天之本。先天不足，肾气亏损，精血衰少，引起腰膝疲软、头晕耳鸣等症。《本草纲目·卷五十二·人胞》引吴球曰："治男女一切虚损劳极，癫痫失志恍惚，安心养血，益气补精。"《本草再新》："大补元气，理血分，治神伤梦遗，能壮阳道，能滋阴亏，调经安产。"周绍华教授指出本品为血肉有情之品，禀受人之精血，为补精血、益阳气之上品，故用以治疗肾阳衰弱、精血亏损所致诸症，如运动神经元病、重症肌无力等。

二、阿胶

阿胶性平味甘，归肺、肝、肾经，主要功效为补血止血、滋阴润肺。始载于《神农本草经》："味甘平，出东阿。主心腹内崩，劳极洒洒如疟状，腰腹痛，四肢酸疼，女子下血，安胎，久服轻身益气。"《本草汇言》云阿胶为"培养五脏阴分之药"。《本草求真》言"阿胶气味俱阴，既入肝经养血，复入肾经滋水"。成无己曰："阴不足者，补之以味，阿胶之甘，以补阴血。"

周绍华教授认为，阿胶甘温质润，入肝补血，入肾滋阴，常用以治疗女性肝血亏虚，肾阴不足所致眩晕心悸、心烦失眠，以及脑萎缩、运动神经元病、多系统萎缩等病程日久，气血亏虚，肌萎无力。

三、鹿茸、鹿角胶、鹿角霜

鹿茸性温、味甘咸，归肝、肾经。具壮肾阳、益精血、强筋骨、调冲任、托疮毒之功。鹿茸禀纯阳之质，含生发之气，为大补肝肾、峻补元阳之佳品。《本草纲目》云其可"生精补髓，养血益阳，强筋壮骨"。《神农本草经》云鹿茸"味甘温。治漏下恶血，寒热惊痫，益气强志，生齿不老"。周绍华教授常以人参、鹿茸合用治疗痿证及厥证中由肾阳不足及五脏俱虚所致的虚寒无力、腰膝酸软、阳痿遗精等症。

鹿角胶为梅花鹿或马鹿的角经水煎煮、浓缩制成的固体胶。性温、味甘咸，归肝、肾经。具有温补肝肾、益精养血、益肾补骨之功效，被称为"血家圣药"。《本草汇言》言"鹿角胶，壮元阳，补血气，生精髓，暖筋骨之药也"。

经现代药理研究鹿角胶富含多种氨基酸、多肽、蛋白质，有生精补髓、养血益阴、强筋壮骨等功效。

周绍华教授常以鹿角胶治疗运动神经元病、多系统萎缩等下肢酸软，无力行走等症。

鹿角霜为鹿角熬制鹿角胶后剩余的骨渣，性温、味咸涩，归肝、肾经。功效温肾助阳、收敛止血。

周绍华教授认为鹿茸、鹿角胶、鹿角霜虽同出一物，均为血肉有情之品，但功效各有侧重。鹿茸峻补元阳、大补肝肾，用以治疗病程日久，肾阳耗伤较为明显者；鹿角胶温补肝血、益精养血，可用于滋补精血不足诸症；鹿角霜能温肾助阳、收敛止血，若阳虚而不受滋腻补益者，用霜最宜。

四、醋龟甲、龟甲胶

醋龟甲味咸甘、性微寒，归心、肝、肾经，具有滋阴降火、强壮筋骨、滋阴制阳、止血固经之功。《神农本草经》记载"龟甲主漏下赤白、破癥瘕"。

龟甲胶性凉、味咸甘，入心、肝、肾经。功效滋阴养血止血。张景岳在《本草正》中云"龟甲膏，功用亦同龟甲，而性味浓厚，尤属纯阴，能退孤阳"。

周绍华教授认为，阿胶补血养血，滋阴润肺；龟甲胶滋阴潜阳，益肾健胃；鹿角胶补肾阳，生精血。龟甲胶、鹿角胶合用名曰龟鹿二仙胶，二药参合，一阴一阳，阴阳双补，通调冲任，大补肾阴肾阳，再与阿胶合用，补阳滋阴、补血生精之力益彰。周老考虑三胶为血肉有情之品，擅培补生气，栽培精血，故在治疗运动神经元病、多系统萎缩等久病入络，气血不足，出现疲乏无力、心悸气短、遗精盗汗等症时，以三药伍用，有事半功倍之效。

（黄小容）